MASSON & Cie, ÉDITEURS, 120, BOUL^D S^T-GERMAIN, PARIS VIe

Majoration temporaire

10 % du prix marqué

(Décision du Syndicat des Éditeurs du 27 Juin 1917)

LES VERTUS HYGIÉNIQUES

Dr CHARLES FERNET

DE L'ACADÉMIE DE MÉDECINE

LES VERTUS HYGIÉNIQUES

MASSON ET Cie, ÉDITEURS

LIBRAIRES DE L'ACADÉMIE DE MÉDECINE

120, BOULEVARD SAINT-GERMAIN, PARIS

1914

A MES ENFANTS ET PETITS-ENFANTS

PROLOGUE

LA SANTÉ

LA SANTÉ

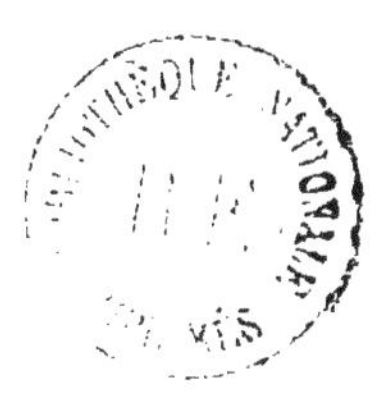

> « Il est vrai que ce n'est que de la santé dont il est question en ce monde ; comment vous portez-vous ? comment vous portez-vous ? et l'on iguore entièrement ce qui touche cette science qui nous est si nécessaire. »
>
> (Mme de Sévigné.)

Sans être aussi ignorants que paraît le croire, pour son temps, la marquise de Sévigné, savons-nous bien ce que c'est que la santé, quels sont ses caractères et ses conditions, quels sont les moyens de la conserver, de la perfectionner, de la réformer quand elle est défectueuse ?

La question est d'importance majeure et, de tout temps, elle a appelé l'attention de ceux qui avaient charge de conduire les hommes ou s'intéressaient à leur prospérité : les grands législateurs, les fondateurs de religions, les philosophes, les moralistes et les médecins ont à l'envi édicté des préceptes destinés à sauvegarder la santé individuelle et la santé publique ; la mythologie grecque avait même placé dans l'Olympe une déesse de la santé, Hygie, qui a donné son nom à l'hygiène, à cette partie de la médecine dont l'objet est de préserver la santé, d'écarter la maladie et même, d'une façon générale, de recommander tout ce qui peut être favorable à l'homme et à la société.

On sait les immenses progrès que l'hygiène a réalisés, de nos jours, dans toutes les parties de son vaste domaine ; grâce à elle et au concours que toutes les sciences lui ont apporté, la santé individuelle et la santé publique sont améliorées, un grand nombre de maladies sont évitées, et la durée de la vie humaine est prolongée. Cependant, malgré ces efforts, que d'erreurs partout répandues, que de préjugés tenaces, que de fautes commises journellement par ignorance ou par négligence ! C'est que, pour répandre les enseignements de l'hygiène, pour les faire passer dans les mœurs, seul moyen d'en obtenir les bienfaits qu'on peut en attendre, il faudrait en inculquer les préceptes dès la jeunesse et en faire une partie importante de l'éducation, ce qui a été jusqu'ici négligé. Heureusement, on s'est enfin, tout récemment, décidé à inscrire l'hygiène dans les programmes de l'enseignement public à tous les degrés, et désormais il y a lieu d'espérer que, par la diffusion des préceptes consacrés par la science et par l'expérience, la santé deviendra, pour chacun et pour tous, l'objet d'une attention respectueuse, j'oserais presque dire d'un culte religieux.

Qu'est-ce que la santé? — Au sens propre du mot, la santé est l'état parfait de l'économie vivante. Cet état implique, comme conditions essentielles, l'intégrité de tous les organes, celle de toutes les fonctions et de toutes les qualités de l'être humain ; en outre, pour se maintenir, il exige l'accomplissement régulier des actes nutritifs qui doivent assurer cette intégrité, et aussi l'exercice harmonieux des activités physiques, intellectuelles et morales, qui sont la manifestation et le but de la vie.

Que l'intégrité des organes et des fonctions soit nécessaire pour une santé parfaite, cela est évident : il va de soi que des organes bien constitués, dont la structure est rigoureusement adaptée au rôle qu'ils doivent remplir, valent mieux que des organes qui n'auraient pas, dans leur constitution, toutes les qualités requises pour l'usage auquel ils sont destinés. Il est non moins certain que chaque fonction doit s'accomplir de façon à atteindre au mieux le but qui est son objet propre ; il est même indispensable que toutes les fonctions s'exécutent avec concordance parce qu'elles sont toutes solidaires les unes des autres et que l'écart de l'une d'entre elles ne laisserait pas de compromettre les autres et de nuire à l'harmonie de l'ensemble.

DE LA SANTÉ PHYSIQUE

Les organes du corps humain sont merveilleusement appropriés au rôle qui leur est dévolu, et les différents appareils de l'économie sont aussi merveilleusement adaptés aux fonctions qu'ils doivent remplir. Il est même digne de remarque que les appareils affectés aux fonctions vitales les plus importantes disposent, si l'on peut ainsi dire, d'un luxe de moyens qui assure, et au delà, l'accomplissement de ces fonctions ; comme si la nature, ayant souci de la conservation de l'être vivant, avait pris soin de le garantir par avance contre les nombreuses éventualités qui pourraient compromettre son existence : ainsi en est-il, par exemple, pour l'appareil respiratoire, ou pour l'appareil digestif, qui sont doués d'une élasticité fonctionnelle capable de s'accommoder, sans trop de dommage, aux conditions les plus défavorables en apparence. Et voilà comment, en dépit d'infractions à l'hygiène, de circonstances accidentelles ou de fautes nuisibles à la la santé, la vie persiste et comment il paraît difficile de mourir. L'homme a la vie plus dure qu'on ne croit, il est certain que, sans les excès ou les accidents, la vie humaine serait longue.

L'intégrité organique et fonctionnelle exige, ai-je dit, pour se maintenir, l'accomplissement régulier des actes nutritifs. La vie, en effet, n'est pas un état immuable : elle n'est possible que par une rénovation continue de la matière ; à mesure que celle-ci se détruit ou plutôt se transforme par son exercice même, il faut qu'elle se répare au moyen des aliments qu'elle emprunte au monde extérieur : ce double mouvement d'assimilation et de désassimilation, qui constitue la nutrition, est l'essence matérielle de la vie. Or, pour assurer la stabilité de la santé, il est indispensable que le mouvement nutritif s'exécute de façon régulière et continue, sans pécher par excès ni par défaut ; là est la condition fondamentale d'une bonne nutrition. Ce n'est pourtant pas encore suffisant : tout ce qui vit étant destiné à croître, à durer un temps, puis à décliner et à mourir, il faut qu'à chacun des âges par lesquels il doit passer, l'être vivant satisfasse aux conditions de croissance, de maturité et de vieillissement qui caractérisent son évolution normale, qui sont les phases inéluctables de tout organisme vivant ; en d'autres termes, il faut qu'à chacune des périodes de sa vie, ses organes et ses fonctions répondent aux exigences de manières d'être qui se modifient et qui changent durant tout le cours de l'existence. *Chaque âge de la vie a sa santé propre.*

La santé, telle que nous l'avons définie dans sa perfection absolue, est, à vrai dire, un état théorique idéal. Nul doute cependant qu'une pareille manière d'être dût être celle d'Adam et d'Ève, nos premiers parents, lorsqu'ils sortirent des mains du Créateur ; nul doute aussi qu'aux qualités parfaites de leur organisation corporelle ils joignissent la beauté de la forme. Mais, dans la suite des temps, que de changements sont survenus, que de modifications dans le type originel sous les influences les plus diverses, influences de milieu, de climat, de genre de vie ; ainsi se sont formées les races si dissemblables en apparence, qui occupent les différentes parties du monde. L'homme, avec la merveilleuse souplesse de sa constitution, s'adapte aux conditions qui l'entourent et à celles qu'il s'impose volontairement ; mais ces conditions apportent dans l'économie des changements profonds qui l'éloignent plus ou moins du modèle primitif, tout en restant compatibles avec l'état de santé ou plutôt en amenant un état de santé nouveau qui résulte de l'accommodation de l'organisme aux influences particulières qu'il subit et au milieu desquelles il est désormais appelé à vivre.

A la longue, les caractères nouvellement acquis se fixent et s'accusent de plus en plus dans les générations successives, et ainsi se constituent, non seulement les différentes races, mais encore les variétés qui distinguent les habitants des diverses régions occupées par une même race. Par ailleurs, les croisements tendent à modifier et en quelque sorte à fusionner les caractères distinctifs de races différentes et à produire des rejetons qui participent à la fois des qualités particulières aux souches dont ils sont issus. Cependant, malgré cette diversité apparente, l'espèce humaine n'en conserve pas moins son unité : l'anatomie et la physiologie ne relèvent, chez les individus appartenant à des races différentes, que des modifications peu profondes qui n'atteignent pas leur organisation générale et leurs fonctions essentielles. Ici encore, pour assurer le maintien de cette unité, on peut invoquer l'élasticité admirable de l'économie humaine, qui lui permet de résister au froid et au chaud, au sec et à l'humide, à des variations d'altitude considérables, grâce à l'intervention de divers épiphénomènes qui font l'office de soupapes de sûreté et qui assurent l'équilibre nécessaire à la vie. En veut-on un exemple : on sait que, chez l'homme en santé, la température du corps est fixe et ne peut varier que dans des limites très restreintes ; eh bien, si le corps est exposé à une température très élevée, aussitôt il survient une transpiration abondante par la peau, et l'évaporation de la sueur a pour effet d'amener un refroidissement périphérique qui compense l'échauffement produit par la chaleur extérieure; si, au contraire, le corps est exposé au froid, la peau se resserre, les vaisseaux sanguins qui la parcourent se contractent, et de la sorte les organes intérieurs échappent au refroidissement dont les effets se limitent au revêtement cutané. Dans cet exemple, comme dans une multitude d'autres qu'il serait aisé de citer, le système nerveux intervient, comme un merveilleux régulateur, pour maintenir les fonctions de l'économie dans les conditions nécessaires à la santé. L'économie humaine trouve, dans l'exercice régulier de chacune de ses fonctions et dans le concours synergique de toutes ses fonctions réunies, les conditions d'équilibre et de stabilité qui lui permettent de résister aux assauts des agents extérieurs,

Ainsi, je le répète, l'homme a la vie dure et il est puissamment armé pour la lutte. Il a reçu une organisation parfaite, des appareils étonnamment souples qui lui permettent de vivre et de bien se porter dans les milieux les plus différents et dans les conditions les plus diverses ; quelles que soient les influences de climat, de saison, de genre de vie qui agissent sur lui, il maintient une température fixe, une circulation et une respiration peu modifiées, il est donc capable de s'accommoder à ces influences et à leurs variations les plus extrêmes. Ce n'est pas qu'il soit insensible aux agressions qui peuvent l'assaillir, il y est, au contraire, très sensible, mais il peut lutter contre elles par tous les moyens dont ses organes et sa volonté disposent : sa sensibilité, consciente ou inconsciente, éveille des réactions utiles, qui ont pour effet de maintenir l'ordre et l'harmonie.

On ne saurait trop admirer la splendide organisation de l'économie humaine, lorsqu'on l'examine dans les types que présentent certaines races, ou dans les modèles que l'art offre à nos yeux et dans ceux que l'histoire conserve ; on y voit alors des êtres vraiment beaux, en même temps que vaillants et forts.

Mais, il faut le reconnaître, au point de vue de la santé, l'égalité est loin de régner parmi les hommes. Sous l'action des influences multiples et variées qu'il a à subir, l'homme change, sa constitution se modifie, et les changements organiques nouvellement acquis se transmettent de génération en génération. De la sorte, chacun de nous apporte, en naissant, l'empreinte des caractères physiques et des aptitudes fonctionnelles que lui ont légués ses ancêtres, et plus tard, le genre de vie auquel il est soumis, le milieu qui l'entoure, l'alimentation qu'il reçoit, l'éducation qu'on lui dispense interviennent dans une large part pour entretenir ou modifier ses dispositions naturelles. Ainsi s'établit une manière d'être qui est comme la résultante de toutes ces influences et qui est la santé particulière de chaque individu.

Que devient, parmi toutes ces vicissitudes, le beau type idéal que nous contemplions tout à l'heure? Hélas! trop souvent, quelle déchéance! A la place de formes extérieures régulières et symétriques, d'une charpente corporelle solide, d'organes et de fonctions bien adaptés à leurs usages, que de fois on observe l'asymétrie ou l'irrégularité, les défectuosités d'organes modifiés dans leur structure ou dans leur fonctionnement, la laideur, la débilité, l'infirmité. L'Apollon du Belvédère ou la Vénus de Milo sont rarement représentés par nos contemporains ou par nos contemporaines, et les vigoureux Gaulois ou Francs, nos aïeux, auraient peut-être quelque peine à se reconnaître dans leur descendance : « Monsieur, demandait un professeur d'anatomie à un étudiant, où est le nez? — Au milieu du visage. — Jamais, monsieur, ou presque jamais. » Ils sont rares, en effet, les corrects, les bien équilibrés, les puissants ; ils sont légion, les irréguliers, les instables, les faibles, les défectueux, soit des membres, soit de l'estomac, soit du cœur ou du cerveau.

Et cependant, tous ces êtres, si médiocres soient-ils, ne sont pas des malades ; ils ont leur manière d'être, qui est leur santé, dont il faut bien qu'ils se contentent, avec laquelle ils doivent vivre, sans qu'il leur soit d'ailleurs interdit de chercher à l'améliorer. A vrai dire, la santé est un état relatif, très variable suivant les individus : l'un a une santé robuste, peu accessible aux influences nuisibles, capable de grands efforts ; l'autre a une santé débile, accessible à toutes les causes de trouble ou de maladie, impropre au travail. Entre ces deux extrêmes, entre le géant et le pygmée, entre l'athlète et le gringalet, il y a tous les intermédiaires. Les infirmités elles-mêmes, du moins la plupart d'entre elles, n'atteignent pas, à proprement parler, la santé : on peut être sourd, aveugle, manchot ou bancal, tout en se portant très bien. En somme, pour chaque individu, la santé consiste dans la stabilité relative de ses organes et de ses fonctions, quelles que soient d'ailleurs les qualités propres de ces organes et de ces fonctions. *Chacun a sa santé particulière.*

L'hérédité, c'est-à-dire la transmission, par les parents à leur descendance, de leur constitution et de leurs aptitudes, de leurs qualités et de leurs tares, semble, au premier abord, toute naturelle, presque forcée, puisque les nouveaux êtres ne sont, en quelque sorte, que les prolongements de ceux qui leur ont donné naissance, et que, comme les branches émanées d'un tronc, ils doivent participer à toutes les qualités de la souche originelle. En fait, on sait l'étroite ressemblance qu'on remarque souvent entre les enfants et leurs parents : tel père, tel fils, dit le proverbe. Mais est-ce à dire que l'hérédité soit fatale et que les caractères distinctifs des parents soient toujours et fidèlement reproduits chez les enfants ? Assurément non. Tout le monde sait que, si la plupart des enfants ressemblent à leur père ou à leur mère par leur apparence extérieure, par leurs qualités intellectuelles et morales, il n'en manque pas qui échappent à cet héritage, ou bien qui empruntent quelques caractères à chacun de leurs deux parents, et arrivent ainsi à présenter une individualité distincte. Pour ce qui est, en particulier, des attributs acquis par le genre de vie et par les influences extérieures, ils n'ont certainement pas autant de fixité qu'on pourrait le croire, et ils peuvent être atténués ou effacés, quand on leur oppose des conditions contraires : on peut acquérir ou récupérer une santé excellente, si on adopte de bonnes habitudes hygiéniques, alors même qu'on serait issu de parents dont la santé a été entachée de défectuosités dues à une manière de vivre défavorable. Ainsi en est-il, par exemple, pour l'arthritisme, cette maladie si répandue de nos jours dans tous les milieux, qu'on accepte, d'ailleurs, avec un certain snobisme, parce qu'on sait qu'elle est surtout l'apanage de ceux que la fortune favorise : que cette maladie soit héréditaire, nul ne pourrait le contester ; mais s'il est vrai que le descendant d'arthritique en est entaché dès sa naissance, il n'est pas moins avéré qu'il faut, pour que la maladie se maintienne et qu'elle se traduise en actes, qu'elle soit favorisée et entretenue par des conditions pareilles à celles qui en ont amené le développement chez les ascendants ; alors qu'au contraire une sage hygiène, suivie avec persévérance, pourrait corriger le vice originel et ramener l'économie aux conditions de la santé parfaite. Il n'y a pas à contester l'influence de l'hérédité, qui est considérable ; mais les gens du monde en exagèrent, volontairement ou non, l'importance pour diminuer d'autant la part de responsabilité qui leur revient dans le développement de leurs maladies : procédé commode qui, en rendant ses parents responsables des maux dont on est atteint, dispense de faire effort pour réagir contre une disposition fâcheuse et permet de satisfaire ses goûts sans encourir le reproche de favoriser soi-même cette disposition. La tendance naturelle à rentrer dans l'état normal, quand les causes qui ont troublé cet état cessent d'agir, est un des plus précieux attributs de l'organisation vivante, encore faut-il ne pas contrarier cette tendance en retombant dans les errements qui ont d'abord compromis la santé.

Chacun a la santé qu'il mérite. — La santé est chose instable, comme la vie elle-même : la substance du corps se renouvelle par une sorte de génération continue. Notre être change sans cesse, en raison des conditions variables de l'existence : suivant que nous sommes bien ou mal nourris, que nous travaillons ou que nous restons inactifs, que nous respirons au grand air ou que nous séjournons dans un air confiné, que nous avons la vie commode ou traversée de difficultés, la nutrition de nos organes se modifie en bien ou en mal, notre santé est bonne ou mauvaise. Dans les conditions ordinaires de la vie, ces changements restent souvent peu appréciables, et ils peuvent se développer dans des limites assez étendues sans que notre manière d'être en paraisse profondément touchée ; à la longue, cependant, ils ne laissent pas d'amener dans notre constitution des modifications notables et de nous conduire, lentement et sourdement, à la maladie. Voilà comment nous sommes responsables de notre santé, en tant du moins qu'il dépend de nous de conduire notre manière de vivre ; voilà comment nous sommes, dans une large mesure, les auteurs de nos maladies. L'illustre Sydenham a formulé, en style lapidaire, une proposition qui mérite d'être longuement méditée : *Morbos acutos qui Deum habent auctorem, sicut chronici ipsos nos*, et Pidoux en a marqué la haute portée dans la paraphrase suivante : « Par Dieu, auteur des maladies aiguës, opposé à l'homme auteur des maladies chroniques, Sydenham entend que les causes des maladies aiguës sont hors de nous, qu'elles résident dans des influences invisibles placées au-dessus de la puissance de chaque individu, et que nous ne pouvons pas plus les produire de toutes pièces, les prévenir ou les arrêter par les soins de l'hygiène privée que par la résistance d'une santé franche ou d'une constitution robuste; tandis que, au contraire, l'individu est l'artisan de ses maladies chroniques: ces dernières ont en effet leurs racines dans la constitution de chaque individu, dans ce qu'il y a de fixe, d'universel, de permanent dans chaque organisme, et voilà pourquoi elles sont héréditaires. » Sans avoir rien perdu de leur sens profond, les idées qui précèdent doivent aujourd'hui être quelque peu modifiées: depuis les mémorables découvertes de Pasteur et la révolution qu'elles ont apportée en médecine, on sait qu'il y a un immense groupe de maladies qui sont dues à l'invasion de l'organisme humain par des germes animés, et que ce sont ces êtres infiniment petits, ces microbes, qui amènent toutes les maladies infectieuses, épidémiques et contagieuses, qu'elles soient d'ailleurs aiguës ou chroniques (la question de durée étant d'ordre secondaire); on sait de plus, et c'est là le grand bienfait, que, pour nombre de maladies, la médecine n'est plus impuissante et qu'elle a des moyens, parfois de les guérir, surtout et mieux de les prévenir. Mais, à côté de ces maladies qui nous viennent du dehors, il n'y a pas moins une grande classe de maladies qui dépendent directement de la manière de vivre de l'individu, de son mode de nutrition, de conditions qu'il est en son pouvoir de régler : ces maladies atteignent l'économie tout entière, on les dit pour cela constitutionnelles; mais ce n'est pas par un accident qu'elles nous sont arrivées; c'est nous-mêmes qui les avons produites, qui en sommes les auteurs, les agents responsables. L'arthritisme, que je citais tout à l'heure, est le principal représentant de cette classe : or, tout le monde sait que la goutte, qui en est la manifestation caractéristique et qui se montre d'ailleurs sous des aspects très variés, est surtout fréquente chez ceux qui abusent de la bonne chère et qui font peu d'exercice, comme si elle était la rançon de la gourmandise et de l'oisiveté; on sait encore qu'elle est particulièrement répandue dans les nations qui, après une période de vie active et de prospérité matérielle, s'abandonnent au luxe, aux plaisirs et à la mollesse qui trop souvent les entraînent à la décadence.

A quelques-uns il pourra paraître dur d'entendre dire que chacun a la santé qu'il mérite : car trop nombreux sont ceux qui n'ont reçu à leur naissance qu'une santé délicate, fragile, ou compromise par les mauvaises conditions imposées à leur enfance ; mais pour ceux-là même, je crois que cette parole est plutôt consolante, s'ils veulent bien être persuadés que leur santé n'est pas chose immuable, qu'elle est perfectible et qu'ils sont capables de l'améliorer par un genre de vie convenable. Puisque notre être se renouvelle sans cesse, il est en notre pouvoir, au moins dans une grande mesure, de le diriger et de le modifier. On a commencé, seulement de nos jours, à enseigner la puériculture aux jeunes femmes et aux jeunes filles, pour tâcher d'en faire de bonnes mères de famille, sachant comment il faut élever les petits enfants, et déjà d'excellents résultats ont démontré les avantages de cet enseignement. L'hygiène peut, à bon droit, prétendre obtenir, pour tout le cours de l'existence, des avantages semblables à ceux qu'on obtient dans l'enfance. Au surplus, ne voit-on pas tous les jours des gens de médiocre apparence et de constitution faible, qui, grâce aux soins qu'ils prennent et aux précautions qu'ils observent, voient leur santé se consolider et qui parviennent à un âge avancé, alors que tant d'autres, mieux constitués et mieux armés, disparaissent avant d'avoir rempli leur tâche parce qu'ils ont gaspillé leurs forces et compromis leur santé par le mauvais emploi qu'ils en ont fait. Il faut savoir se contenter de ce qu'on a et s'appliquer à en faire bon usage ; la sagesse consiste à savoir régler sa vie sur les qualités dont on dispose. Courage donc aux débiles et aux fragiles : ils peuvent obtenir une santé très acceptable et réussir à la perfectionner, s'ils savent la bien conduire et accepter ses exigences.

Ce qui est vrai pour chaque être en particulier ne l'est pas moins pour les collectivités humaines. Les familles et les nations en voie de décadence sont, comme les individus, capables de se régénérer et de reconquérir leur valeur, en changeant leur manière de vivre, en réformant leurs mœurs et leurs habitudes avec persévérance : c'est ainsi que les tares produites par les fautes accumulées des générations qui se succèdent peuvent s'atténuer et disparaître.

Le plus beau rôle de l'hygiène, son rôle individuel, familial et social, est de corriger les habitudes mauvaises et d'encourager les bonnes. Encore une fois, l'économie humaine, avec sa merveilleuse organisation, se maintient naturellement dans l'état de santé, quand rien ne l'en détourne ; elle tend à y revenir, quand elle s'en est écartée, par la simple observance des règles ordinaires d'un genre de vie favorable ; et enfin, elle est douée d'un ressort qui lui permet de réagir contre les tares héréditaires ou acquises, par l'abandon des errements nuisibles et per une manière de vivre simplement hygiénique.

Qu'on en soit bien convaincu, c'est vraiment l'hygiène, bien plus que les moyens pharmaceutiques, qui a le pouvoir de développer la santé, au besoin de la fortifier ou de la rétablir, si elle est défaillante. Chose étrange autant que funeste, on a trop souvent une foi aveugle dans la vertu de drogues, dont un grand nombre sont inefficaces et quelques-unes nuisibles, alors que souvent les moyens hygiéniques peuvent, plus simplement et plus sûrement, consolider ou modifier la constitution. N'est-il pas cependant facile de comprendre que c'est par l'influence des puissants agents dont l'hygiène dispose, par la manière de se nourrir, par l'air que l'on respire, par le genre de vie que l'on mène, par le travail ou par le repos, par toutes conditions dont on est entouré ; que c'est, dis-je, par l'action continue de ces agents, qui sont les vrais agents de la vie, que nous pouvons avoir action sur notre économie, donner à nos fonctions la plénitude de leur exercice, en un mot maintenir ou refaire notre santé ! La santé est promise, comme la paix sur la terre, aux hommes de bonne volonté.

La beauté corporelle est un des attributs de la santé. — Le corps humain a sa beauté propre, qui réside dans l'ordre, la justesse et l'harmonie ; ces qualités sont précisément celles qui caractérisent la santé : un corps sain est aussi un beau corps ; la simplicité et la bienséance en sont la parure.

Aux regards du physiologiste et du médecin, la beauté humaine consiste dans la perfection de la structure des organes et dans celle de leur fonctionnement ; cette perfection ne doit pas seulement se montrer dans les parties extérieures, directement accessibles à la vue, on doit la rencontrer aussi dans les parties profondes, où se passent les actes les plus importants de la vie ; partout il faut trouver des organes bien constitués, bien adaptés à leurs usages, et partout des fonctions s'accomplissant régulièrement et atteignant la fin à laquelle elles sont destinées. Ainsi se présente un ensemble harmonieux, spectacle splendide dont on ne se lasse pas d'admirer la merveille, à mesure qu'on pénètre dans les secrets de sa structure, qu'on scrute tous les rouages de son mécanisme compliqué et qu'on voit toutes les parties obéir solidairement au moteur qui les anime.

Alors que les artistes cherchent à étaler aux yeux les charmes de la forme extérieure, les expressions sensibles de la force, de la souplesse, de la vie sous toutes ses apparences et que les poètes en exaltent les attraits, les philosophes s'appliquent, par delà ces qualités extérieures, à pénétrer dans les qualités plus profondes, à discerner même les qualités morales qui se reflètent au dehors et qui se manifestent en beauté.

Point n'est besoin, pour conserver et pour entretenir

cette beauté, des artifices de la mode ou de la coquetterie, des cosmétiques, des postiches, des appareils mécaniques, tous moyens destinés à tromper les autres et qui ne satisfont que ceux qui les emploient, qui déparent au lieu d'embellir, et qui font négliger les moyens simples et vraiment efficaces dont la nature dispose. Une stricte propreté, une sobriété constante, une activité physique proportionnée aux forces, l'habitude d'un maintien adapté aux circonstances, voilà où la beauté trouve ses meilleures sauvegardes ; si elle y ajoute, comme ornement, la bienséance et la grâce, elle approche de la perfection ; elle arrive à l'atteindre si surtout elle exprime la perfection de l'âme ; ainsi que l'a dit Gratiolet dans ses admirables études sur la Physionomie, « belle, au-dessus de toutes les autres, est la physionomie qui est la forme visible d'une âme parfaite ; car la vraie, l'immortelle beauté sur la terre n'est rien autre chose que la perfection de l'âme rendue sensible par la forme vivante ».

DE LA SANTÉ MORALE

L'âme humaine est plus précieuse que le corps humain, et sa santé doit être traitée encore avec plus de respect et plus d'amour. Mais elle est difficile à saisir ; elle est cachée, elle est changeante, elle est fragile : la conscience réside au tréfonds de notre être, elle s'y dérobe aux regards du philosophe, plus que la cellule nerveuse à ceux du physiologiste.

Les qualités de l'âme occupent à bon droit le premier rang dans l'estime des sages : la simplicité, la loyauté, la générosité, l'indépendance de caractère, la patience, la douceur, toutes ces précieuses qualités de l'esprit et du cœur qui distinguent l'honnête homme, l'homme vaillant et bon, toutes ces vertus assurent à la fois la paix et la joie de la conscience, elles sont les marques caractéristiques de la santé morale, et c'est à les cultiver et à les développer, à rendre la volonté droite, ferme et persévérante que l'éducation doit appliquer tous ses efforts.

A l'inverse, les passions et les vices qu'elles entraînent sont les ennemis de la santé morale, elles sont causes de maladies morales, plus redoutables encore que les maladies physiques. L'amour démesuré des honneurs, des richesses et des plaisirs, le mensonge, l'égoïsme, la lâcheté, la paresse, toutes ces tares qui dégradent l'âme et l'entraînent aux pires déchéances, voilà les désordres qu'il faut combattre à tout âge, dont il faut dépister les dispositions originelles et les influences contagieuses pour lutter contre elles avec vigueur et en couper jusqu'à la racine.

Qu'ils sont dignes d'envie, ceux qui sont naturellement

doués d'une intelligence ouverte, d'un jugement droit, d'une conscience honnête, d'un cœur aimant, d'un caractère ferme ; par contre, qu'ils sont à plaindre, ceux qui ne portent en eux qu'un esprit borné, une volonté chancelante, une conscience obtuse et un cœur sec. Qu'ils sont heureux aussi, ceux qui ont été entourés de bons exemples, et dont l'éducation a conservé, développé ou redressé les qualités morales ; qu'ils sont malheureux, ceux qui n'ont vu autour d'eux que des vices et des bassesses, et qui sont privés des bienfaits d'une sage discipline !

Aussi grandes que pour la santé corporelle sont les différences entre les hommes, pour la valeur intellectuelle et la valeur morale. A l'opposé de quelques privilégiés, des grands génies, des inventeurs, des vulgarisateurs, des philanthropes, des laborieux, des artistes, des vaillants et des bons, en un mot de tous ceux qui cultivent le vrai, le beau et le bien, il y a un grand nombre d'êtres incomplets et insuffisants, d'infirmes de l'intelligence, de la conscience ou de la volonté, dépourvus de ce bon sens qui est, au dire de Bossuet, le maître de la vie humaine, ou pire encore, dépourvus de sens moral ou n'ayant qu'un sens moral dégradé ; il y a surtout, entre ces deux extrêmes, une multitude d'intermédiaires, de passables ou de médiocres. A chacun selon ses œuvres, ainsi le veut la justice ; mais la justice divine a seule une balance capable d'apprécier les mérites de l'âme de chacun et de leur donner une équitable récompense.

L'intégrité des organes corporels ne laisse pas, par ailleurs, d'avoir une influence considérable sur l'intégrité de l'âme : les deux substances qui nous composent, le corps et l'âme, tout en conservant une certaine indépendance, sont en étroite union et réagissent puissamment l'une sur l'autre, en sorte que la santé corporelle importe à la santé morale et que la santé morale agit sur la santé corporelle. Un cerveau bien constitué, possédant toutes ses facultés en bon équilibre, met en valeur les activités qui lui sont propres, la pensée et la volonté ; par un juste retour, une âme droite, indépendante et calme, favorise l'entretien de l'organe qui lui sert de support. Mais les centres nerveux, qui sont le réceptacle de la sensibilité et le ressort des incitations motrices, en même temps que le creuset où s'élabore la pensée et l'organe exécutif de la volonté, sont d'une susceptibilité extrême : les émotions, les passions les font vibrer et les secouent ; les excès les surmènent et les usent ; la moindre atteinte à leur structure, par la maladie, les trouble dans leurs fonctions ; et de même que ces désordres ont des retentissements éloignés sur tous les appareils de l'économie, de même, par réciprocité, tous les troubles de ces appareils retentissent sur les centres nerveux et les font participer à leurs affections. Étant, en vérité, à la fois le réceptacle de toutes les sensations et le générateur de toutes les activités, ils sont en connexion avec tous les organes, et rien de ce qui s'y passe ne peut leur être indifférent. Aussi faut-il, avec grand soin, les entourer d'un cordon sanitaire, qui les préserve des agressions nuisibles de toutes sortes, tant physiques que morales : quand l'ennemi est dans la place, il est malaisé de l'en déloger.

Montaigne a écrit, sur ces rapports entre le corps et l'âme, une bien belle page que je ne puis me dispenser de reproduire : « Le corps a une grande part à nostre estre, il y tient un grand reng ; ainsi sa structure et composition sont de bien juste considération. Ceulx qui veulent desprendre nos deux pièces principales, et les séquestrer l'une de l'aultre, ils ont tort : au rebours, il les fault s'accoupler et reioindre ; il fault ordonner à l'âme, non de se tirer à quartier, de s'entretenir à part, de mespriser et abandonner le corps (aussi ne le sçaurait-elle faire que par quelque singerie contrefaicte), mais de se r'allier à lui, de l'embrasser, le chérir, luy assister, le contrerooller, le conseiller, le redresser, et ramener quand il fourvoye, l'espouser en somme, et luy servir de mary, à ce que leurs effets ne paroissent pas divers et contraires, ains accordants et uniformes. Les chrestiens ont une particulière instruction de cette liaison : car ils sçavent que la iustice divine embrasse cette société et ioincture du corps et de l'âme, iusques à rendre le corps capable des récompenses éternelles, et que Dieu regarde agir tout l'homme, et veult qu'entier il receoive le chastiement, ou le loyer, selon ses démerites. »

L'étroite solidarité qui unit l'âme au corps se manifeste en maintes occasions avec évidence ; si, comme on le dit, la figure est le miroir de l'âme, on peut dire aussi que souvent l'âme reflète l'état du corps. La satisfaction que donne une conscience pure se montre dans l'expression calme et épanouie du regard et des traits, dans la simplicité et l'aisance du maintien, tandis que les agitations et les angoisses d'une âme troublée se traduisent par la contraction ou l'affaissement de la physionomie, en même temps que par les désordres de l'apparence extérieure. Réciproquement, le bien-être corporel éveille la joie et le besoin d'expansion, tandis que le malaise physique altère l'intelligence et déprime la volonté. C'est avec raison qu'on admire ces âmes fortes qui supportent sans fléchir les douleurs comme les revers, et conservent en face des malheurs immérités, devant la maladie et jusque devant la mort, un esprit ferme et un cœur serein.

La beauté parfaite se trouve réalisée dans l'association d'un beau corps et d'une belle âme. Est-il un spectacle plus agréable à contempler que celui d'une figure dont les traits réguliers et harmonieux reflètent l'expression d'une âme simple et pure? Cette perfection idéale est celle que les grands maîtres de l'art ont tâché de reproduire dans l'image des saints ou des saintes et dans celle des bienfaiteurs de l'humanité : quand leurs œuvres ont réussi à s'élever à cette perfection, elles donnent à celui qui les regarde les plus douces sensations du beau et du bien.

DE L'HYGIÈNE

L'hygiène a pour mission de conserver la santé, de la développer, au besoin de la réformer, et aussi de la préserver de la maladie; elle s'adresse, suivant l'expression de Montaigne, aux deux pièces principales, le corps et l'âme, qui composent l'être humain, et elle n'y faut pas, si l'homme veut bien se soumettre à sa direction.

Pour remplir sa noble mission, l'hygiène emprunte à la science, à l'expérience, à la philosophie, à la religion, les lumières qui doivent l'éclairer : les enseignements qu'elle en reçoit ont pouvoir de conduire à l'amélioration de l'individu, de la famille et de la société, en un mot au progrès humain dans le présent et dans l'avenir; tous convergent vers ce but unique, et les moyens de l'atteindre se résument dans le sage emploi des activités propres à chaque partie de l'homme et dans la concordance de ces activités pour toutes les manifestations de la vie : dans cet effort vers la perfection, on entrevoit le génie du souverain Artisan qui soumet tout à ses lois et qui ne souffre rien de déréglé dans ce qu'il a créé.

L'hygiène, la morale et la religion sont trois choses, bonnes par excellence, qui vont de pair et s'accordent à merveille pour assurer le bien du corps et celui de l'âme, en un mot la santé.

Parmi les qualités utiles pour la santé, j'en distinguerais volontiers quatre qui me paraissent les plus essentielles, la sobriété, la laboriosité, la chasteté et la propreté ; ce sont là vraiment des vertus précieuses, des vertus cardinales. La sobriété comporte l'usage modéré de tout ce qui sert à l'entretien de la vie ; elle interdit les excès, qui altèrent la structure des organes et troublent leur fonctionnement ; la laboriosité suscite l'activité des organes et développe en eux la puissance, la souplesse, toutes les capacités qui leur appartiennent : ces deux qualités réunies préservent des maladies de nutrition dont les causes principales sont l'excès de nourriture et l'insuffisance de travail ; pour se bien porter et maintenir le corps en bon équilibre, il faut être sobre et laborieux. La chasteté (au sens le plus large de ce mot), en prescrivant des règles à la fonction de reproduction, assure la continuité de la vie, et elle préserve l'individu et la société des funestes dommages auxquels les exposent les passions sexuelles. La propreté enfin n'est pas moins importante : outre qu'elle contribue au bon état des organes et qu'elle est un des principaux éléments de la beauté, elle est le meilleur moyen de se prémunir contre les maladies infectieuses qui viennent du dehors et dont nous pouvons écarter les germes en les empêchant de nous atteindre.

L'hygiène de l'âme exige des qualités analogues, la simplicité et la pureté, « ces deux ailes par lesquelles l'homme s'élève au-dessus des choses de la terre », et qui sont la parure de l'esprit et du cœur. Ouvrir et orner l'intelligence, dresser le jugement, affermir la volonté, par-dessus tout former la conscience, tel est l'objet de l'éducation morale. Qu'il est grand et beau, le rôle de ceux qui ont charge d'âme humaine, que ce soient des chefs de famille, des maîtres de l'enseignement ou des ministres de la religion, mais aussi qu'il est grave et lourd de responsabilités ! Il n'est pas de tâche plus haute ni plus délicate que celle de diriger des âmes, sans porter atteinte à leur liberté : pour être digne de la remplir, il faut, à une intention droite et libre, joindre la puissance de l'exemple. L'éducation est précieuse quand elle prend pour but unique le perfectionnement des facultés morales : alors elle produit des esprits élevés, des caractères fermes et des cœurs bons ; elle est funeste quand elle néglige d'enseigner les devoirs et de former des consciences droites : alors elle abandonne l'âme et la laisse se corrompre ou l'expose sans défense aux mauvaises passions, sortes de parasites qui engendrent tant de tares, de vices et de déchéances.

Au demeurant, l'hygiène corporelle et l'hygiène morale s'associent pour le plus grand bien du corps et de l'âme, elles sont les deux objets solidaires d'une éducation qui doit embrasser l'homme tout entier et le conduire au bien-être auquel il aspire et dont le terme est la santé.

Pour atteindre à ce résultat, il faut se conformer aux règles qui entretiennent et développent les qualités corporelles, et celles qui entretiennent et développent les qualités morales ; il faut, en un mot, pratiquer les vertus qui assurent le meilleur état de l'âme et du corps et qui, à ce point de vue, mériteraient d'être appelées des vertus hygiéniques. Si l'on ne peut, par elles, arriver à la perfection, on peut au moins et on doit, d'un effort soutenu, tendre au perfectionnement.

LES VERTUS HYGIÉNIQUES

CHAPITRE I

LA SOBRIÉTÉ

LA SOBRIÉTÉ

L'ÉLOGE de la sobriété, en tant que modération dans le manger et dans le boire, a été fait bien des fois au nom de la morale ou de la religion; mais à côté de la morale qui la recommande et de la religion qui l'impose, c'est à l'hygiène qu'il appartient d'en montrer les avantages, en établissant ses principes rationnels et en fixant ses limites. Sauvegarde de la santé, de l'intégrité des organes et du bon exercice des fonctions, la sobriété est, par surcroît, une condition de bien-être moral et de sage économie; l'intempérance, au contraire, conduit à la maladie, abaisse le caractère et gaspille la fortune.

En maints passages de la Bible, l'abus de la bonne chère et l'abus des boissons sont explicitement condamnés: « Le vin est moqueur et la cervoise (bière) est tumultueuse, et quiconque en fait excès n'est pas sage... Ne sois point avec les avaleurs de vin, ni avec les gourmands de viande; car l'avaleur de vin et le gourmand seront appauvris... A qui ces plaintes? A qui les débats? A qui le bruit? A qui les blessures sans cause? A qui la rougeur des yeux? A ceux qui s'arrêtent auprès du vin... » (Proverbes). Non moins énergiquement, Cicéron met en garde contre l'intempérance : « *Plures occidit gula quam gladius ; est enim fons omnium malarum.* » Dans son beau panégyrique de la vie sobre, Cornaro développe la même pensée : « O malheureuse Italie, tu ne t'aperçois pas que l'intempérance tue chaque année plus de tes enfants qu'il n'en périrait au temps des plus terribles pestes, ni par le feu ou par le fer dans maints combats. » N'en pourrions-nous pas, hélas ! dire autant de la France, et n'est-il pas avéré que l'intempérance est un des grands vices de notre époque, et qu'elle est la source d'une partie des maux qui affligent notre pays?

Cependant, pour satisfaire à ce que demande l'hygiène, il suffirait d'observer quelques règles qui ne sont pas trop rigoureuses. La sobriété ne consiste pas à se restreindre le plus possible, à vivre, comme on dit, de privations ; elle autorise l'usage de tout ce qui est utile, elle permet même ce qui est agréable, à condition de rester dans la mesure, elle ne condamne que l'abus : est sobre celui qui mange et qui boit suivant le besoin et qui évite tout excès.

Les éleveurs intelligents et avisés savent établir le

régime qui convient au cheval de course ou à la bête de somme, à la vache laitière ou aux animaux de basse-cour ; il serait souhaitable que l'homme fît aussi bien pour lui-même que pour les animaux qui sont à son service, tandis que, trop souvent, il n'obéit qu'à ses goûts ou à ses caprices, et ne se sert de la prospérité matérielle et des progrès de la civilisation que pour se livrer à la gourmandise.

Pour bien comprendre les règles hygiéniques de la vie sobre, il suffit de savoir quel est le rôle de l'alimentation, quels sont les véritables besoins de l'économie vivante, et comme conséquence de ces principes, quels sont les avantages de la sobriété et les inconvénients de l'intempérance. J'examinerai ces différents points successivement dans l'aliment et dans la boisson.

Première partie. — *L'aliment.*

Tout ce qui vit se nourrit (Aristote).

La vie ne s'entretient que par un échange continuel de matière entre l'être vivant et le monde extérieur : c'est un tourbillon dans lequel les éléments de l'être se renouvellent sans cesse, par une destruction et une régénération de tous les instants ; en d'autres termes, la substance du corps vivant est soumise à un mouvement continu de composition et de décomposition qui constitue la nutrition ; l'organisme ne se maintient qu'à la condition qu'il emprunte de la matière au monde extérieur et qu'il lui rende cette matière après en avoir fait usage.

Il ne suffit pas cependant que la nutrition des organes soit assurée ; il faut encore que les organes soient capables d'accomplir les fonctions auxquelles ils sont destinés ; pour cela il faut qu'ils trouvent dans la matière et dans les transformations qu'ils lui font subir la quantité d'énergie nécessaire à leur fonctionnement et aussi au travail qu'ils doivent produire[1].

L'alimentation a donc un double objet : d'une part entretenir la constitution des organes, d'autre part suffire à la production de l'énergie qui est consommée par le travail.

L'aliment est toute substance ingérée, absorbée et assimilée, qui est capable de réparer les pertes de l'organisme et d'entretenir son activité.

On a, avec justesse, comparé la nutrition à un budget, dans lequel les dépenses et les recettes doivent être main-

1. Un homme adulte, en pleine activité, détruit chaque jour environ 500 grammes de sa chair ; il perd en outre à peu près deux litres et demi d'eau, plus de l'acide carbonique et des sels minéraux ; d'autre part, il doit fournir environ 2 500 calories par la combustion des sucres et des graisses, organiques ou alimentaires. L'alimentation journalière doit suffire à toutes ces dépenses (A. Gautier).

tenues en équilibre constant. Voilà un des principes fondamentaux de la sobriété et ce que l'hygiène exige pour le maintien de la santé. La surabondance n'est pas moins dangereuse que le déficit : si la recette est excessive, on est menacé des maladies de richesse ; si elle est insuffisante, on est menacé des maladies de misère.

Il va de soi que plusieurs conditions doivent entrer en ligne de compte dans le bilan de la nutrition, notamment l'âge et le genre de vie. Si l'équilibre est de règle pour l'âge adulte, il faut, dans l'enfance et dans l'adolescence, que la recette soit un peu supérieure à la dépense, afin de suffire aux exigences de l'accroissement du corps ; dans la vieillesse, au contraire, la recette doit être moindre, parce que la nutrition est alors ralentie. D'un autre côté, l'homme qui travaille doit avoir une nourriture plus abondante que celui qui reste inactif, ce supplément alimentaire étant employé à la production de l'énergie consommée par le travail.

L'être vivant doit trouver dans sa nourriture tous les éléments qui entrent dans la composition de son organisme ou qui sont susceptibles de produire de l'énergie. Or ces éléments sont de deux sortes : les uns sont formés de carbone, d'hydrogène et d'oxygène, on les dit ternaires ou hydrocarbonés ; les autres, outre ces trois corps simples, contiennent de l'azote, on les dit quaternaires ou azotés ou encore albuminoïdes. A ces éléments fondamentaux s'ajoutent quelques sels minéraux et de l'eau en abondance.

Comment ces éléments sont-ils utilisés, puis détruits après avoir rempli le rôle auquel ils sont destinés ? Pendant longtemps on a cru, suivant l'admirable conception de Lavoisier, que c'était uniquement par des phénomènes de combustion : les substances nutritives brûleraient dans le corps sous l'action de l'oxygène respiratoire, comme le combustible brûle dans une cheminée sous l'action de l'air, et cette combustion les amènerait à l'état de cendres ou de déchets qui doivent être rejetés au dehors, pour les éléments ternaires sous forme d'acide carbonique et d'eau, pour les éléments quaternaires, sous forme de composés plus oxydés que les éléments originels, par exemple sous forme d'urée, d'acide urique, etc. Il est établi maintenant qu'il faut, en outre, faire entrer en ligne de compte, diverses opérations de synthèse, d'analyse et de fermentation dont l'organisme est le théâtre dans les actes de la nutrition ; mais il n'en est pas moins avéré que les combustions conservent, dans ces métamorphoses, un rôle très prépondérant.

L'homme emprunte les aliments dont il se nourrit aux

trois règnes de la nature : au règne animal qui lui fournit la viande, le poisson et divers produits animaux ; au règne végétal qui lui donne les céréales, les légumes et les fruits ; au règne minéral auquel il doit l'eau et les sels minéraux ; et il trouve, dans ces aliments, toutes les substances, hydrocarbonées, azotées et minérales qui lui sont nécessaires.

Ce n'est certes pas une des moindres merveilles de la création que ce petit nombre d'éléments fondamentaux, en regard de la complexité des organes et des tissus : quatre éléments, le carbone, l'hydrogène, l'oxygène et l'azote, diversement combinés et diversement associés, voilà ce qui suffit à constituer tout l'organisme de l'homme, comme celui de tous les êtres vivants, depuis les plus simples et les plus rudimentaires jusqu'aux plus compliqués. Pour se nourrir de ces substances, l'organisme ne fait que les modifier par la digestion pour les rendre assimilables et les adapter à sa constitution, ou pour les rendre propres à fournir de l'énergie ; travail d'analyse et de synthèse qui va se compliquant à mesure que l'organisme est plus parfait et dispose de fonctions plus perfectionnées.

Mais si tous les aliments sont composés des mêmes éléments ou à peu près, il s'en faut que ces éléments s'y trouvent dans les mêmes proportions et que, par suite, leur valeur alimentaire soit la même et réponde aux mêmes besoins. C'est ici que l'hygiène doit intervenir pour déterminer la quantité d'aliments qui est nécessaire, pour indiquer aussi la qualité des différents aliments et montrer le choix qu'il convient de faire entre eux suivant leurs propriétés respectives, en somme pour établir les règles du régime alimentaire. La sobriété, d'accord avec l'hygiène, ne fait que maintenir celui qui l'observe dans la limite de ses besoins et le garder de l'intempérance. « L'âne, a dit Buffon, est sobre et sur la quantité et sur la qualité de la nourriture. » Si cela est, cet excellent animal pourrait, sous ce rapport, servir de modèle à l'homme qui est souvent bien éloigné de mériter pareil éloge.

*
* *

Les besoins de réparation de l'organisme, causés par l'usure des organes et par le travail, sont beaucoup moindres qu'on ne le pense en général et que ne le ferait supposer la quantité de nourriture qu'on croit avantageux de prendre. « On s'habitue, dit-on, à manger peu ou beaucoup, et l'élasticité fonctionnelle est un des attributs des êtres vivants » (Bouchard). Je n'y contredis pas, mais il n'est pas, pour cela, indifférent de manger beaucoup ou peu : les abus de toute nature troublent les organes et, par l'hyperfonctionnement qu'ils leur imposent, ils entraînent leur fatigue et leur déchéance. Les excès alimentaires ont, en outre, le grave inconvénient d'encombrer l'économie de produits qu'elle ne peut pas élaborer complètement, et qui sont l'origine de nombreux désordres.

On mange généralement trop : le bien-être, plus largement répandu de nos jours dans tous les milieux sociaux, a amené, à côté d'avantages incontestables, des habitudes qui sont loin d'être toutes des bienfaits. Le paysan des campagnes ou l'ouvrier des villes ne se contente plus du régime simple qui suffisait autrefois : il veut de la viande, beaucoup de viande, au lieu du pain, des légumes et du lard qui étaient ses principaux aliments. Quant à ceux qui ne sont pas retenus par la question de dépense, on peut dire sans exagération que, pour la plupart, les excès alimentaires sont de tous les jours, et que la sobriété est le moindre de leurs soucis.

Pour avoir une idée de ce que peut être un régime alimentaire suffisant, capable de satisfaire aux besoins d'un homme adulte pour son entretien et pour un travail modéré, prenons comme exemple la ration journalière du soldat français en temps de paix ; voici comment elle est composée :

Pain de munition . . .	750	870 grammes.
— de soupe.	120	

Viande (brute, y compris 1/5 de déchets).	320	grammes.
Pommes de terre.	450	—
(ou l'équivalent en légumes frais ou secs, ou en riz.)		
Saindoux.	30	—
Sucre.	21	—
Café torréfié.	16	—
Sel.	16	—

Cette ration scientifiquement établie comme répondant aux dépenses corporelles de chaque jour, est satisfaisante en pratique, ainsi qu'en témoigne le bon état de santé de nos soldats ; si quelques-uns la trouvent un peu grêle, étant habitués à un régime autrement copieux, ceux qui savent s'en contenter ne s'en trouvent pas plus mal. Cependant un simple coup d'œil jeté sur le tableau qui précède suffit pour montrer combien cette ration s'éloigne de celle qu'on voit observer presque partout, et nombreux sont ceux qui la tiendraient pour une ration de famine. C'est que, loin de se conformer aux nécessités véritables, on se laisse guider uniquement par l'appétit, par l'exemple, par les habitudes, quand ce n'est pas par la gourmandise.

L'*appétit* est une sensation particulière qui éveille le désir de l'aliment ; il est utile par l'excitation qu'il imprime aux fonctions digestives, il en est l'aiguillon, la clef, qui en provoque la mise en train (Lasègue). La sensation en est agréable, quand elle est modérée ; elle devient pénible et même douloureuse, si elle est trop forte ; c'est alors la *faim*, avec le tiraillement de l'estomac et l'angoisse qui indique la détresse générale de l'organisme et le besoin d'une réparation immédiate.

L'appétit devrait être le régulateur de l'alimentation comme il en est l'incitant, mais il ne remplit ce double rôle qu'imparfaitement chez l'homme, parce que trop souvent les raffinements de la sensualité gastronomique et de l'art culinaire tendent à remplacer l'appétit légitime, régulier, par un appétit factice, surexcité, dans lequel viennent se confondre le besoin et le désir (Fonssagrives). La simple ingestion d'aliments ne suffit pas d'ailleurs pour l'apaiser ; il faut encore que la nourriture ait été absorbée et qu'elle ait au moins commencé son œuvre de réparation : on risque de dépasser la mesure si on ne sait pas s'arrêter avant d'être pleinement rassasié, à plus forte raison avant d'avoir atteint la satiété. Le vieux précepte de sortir de table avant que l'appétit soit tout à fait satisfait était sage et efficace pour préserver des abus.

Les goûts, les habitudes et l'exemple ont la plus grande influence sur l'appétit pour tel ou tel aliment et même sur l'aptitude à digérer cet aliment.

C'est dans l'enfance que les goûts se forment et se développent ; ils sont d'ailleurs très susceptibles d'éducation : si les enfants ont souvent les mêmes goûts et les mêmes habitudes que leurs parents, c'est sans doute en partie par une disposition héréditaire, mais c'est peut-être plus encore par l'influence de l'exemple et des suggestions ambiantes. Comment expliquer autrement que tous les Alsaciens aient la passion de la choucroute, les Normands celle des tripes, les Marseillais celle de la bouillabaisse, alors que ces aliments ne sont guère agréables à leurs autres compatriotes ? Il est dans la nature d'aimer d'abord les choses simples et de les aimer toutes ; il faut, au contraire, une certaine contrainte pour arriver à leur préférer les mets travaillés et transformés par l'art culinaire. C'est le plus souvent aux parents qu'il faut attribuer l'attrait ou la répugnance que les enfants montrent pour certains aliments et qu'ils conserveront d'ordinaire toute leur vie ; ainsi, par exemple, tous les enfants commencent par aimer le lait ; si plus tard quelques-uns le repoussent, n'est-ce pas parce qu'on leur en a ôté le goût en y ajoutant du chocolat, du café ou du thé, et en préludant ainsi à l'usage des condiments, des épices et autres ingrédients qui altèrent la sensibilité gustative et en faussent la délicatesse naturelle.

L'habitude n'influe pas moins sur la quantité d'aliments qu'on ingère, sur le nombre et l'heure des repas, sur leur régularité : on arrive à s'éduquer à manger plus ou moins, à heures fixes ou variables, à multiplier le nombre des repas ou à le restreindre ; l'estomac a des complaisances qui permettent d'arriver, par une sorte d'entraînement progressif, à des écarts de régime presque invraisemblables ; mais cela ne va pas sans changements notables de la santé et sans risques de maladie.

*
* *

L'insuffisance alimentaire amène une détérioration générale de l'économie, qui se traduit par un amaigrissement marqué et par un alanguissement de toutes les fonctions ; à ses degrés extrêmes, elle conduit à l'inanition. Celle-ci est relativement rare, et Dieu merci, nous ne connaissons plus guère le fléau de la famine : depuis l'introduction de la culture de la pomme de terre, et surtout grâce aux échanges internationaux, il n'y a plus eu en France ces terribles famines que l'histoire a enregistrées. Sans doute on rencontre encore quelques malheureux dont l'alimentation est insuffisante, mais les véritables meurt-de-faim sont peu communs[1].

1. Dans le cours de ma longue carrière hospitalière, je n'ai vu que peu d'exemples où la privation de nourriture fût le seul facteur de la misère physiologique. Je me souviens d'un pauvre donneur d'eau bénite que les minces

Durant le siège de Paris, la ration officielle avait été fixée, par tête d'habitant, à 30 grammes de viande de cheval et 120 grammes d'un pain de très mauvaise qualité ; quelques-uns pouvaient y ajouter un peu de graisse, de riz, de conserves diverses, provenant de leurs réserves. Malgré un hiver rigoureux, la population saine a assez bien supporté ce régime restreint. Les bataillons de mobiles, qui gardaient les tranchées, avaient une ration ne comportant que 67^{gr},7 d'albuminoïdes, 31^{gr},7 de graisses, 457^{gr},4 d'hydrates de carbone : quoique amaigris ils ont résisté et fait face à leur rude service (A. Gautier).

Mais, en dehors de ces temps de calamité publique où la sobriété n'avait que trop à s'exercer, l'insuffisance alimentaire est heureusement rare chez nous : en temps normal, la charité sait venir en aide à ceux qui en ont besoin.

profits de son goupillon avaient réduit à un état d'amoindrissement général menaçant pour son existence ; je n'eus qu'à le confier à la religieuse de la salle (c'était avant la laïcisation) ; elle eut tôt fait de le réparer. Une autre fois, c'était une brave grand'mère, plus que septuagénaire, qu'un de ses fils avait recueillie pour les petits services qu'elle pouvait encore rendre, mais que sa misérable bru laissait littéralement mourir de faim : depuis dix-huit mois, elle avait progressivement maigri jusqu'à ne plus peser que 25 kilogrammes ; son aspect extérieur était celui d'un squelette recouvert d'une peau flasque, trop grande pour son contenu. Toutes les tentatives faites pour la nourrir furent inutiles : elle n'avait même plus de faculté d'assimilation et elle succomba au bout de trois semaines, ayant encore perdu une livre de son pauvre poids. Sa photographie que je fis prendre reproduisait le type des faméliques de l'Inde, dont les voyageurs nous ont transmis la lamentable image.

Combien plus fréquents, je le répète, sont les excès alimentaires ; on croit trop souvent qu'on ne mange pas assez, qu'on doit manger le plus possible (pour gagner des forces !). Si quelquefois ceux qui ont à payer leur nourriture de leurs deniers observent une certaine mesure, en général ceux qui la reçoivent des autres se plaignent qu'on ne leur en donne jamais assez : le soldat trouve sa ration insuffisante, le collégien murmure contre l'économe, sans parler même de ceux qui vivent aux dépens de l'assistance publique. Dans une famille où la vie était trop large et où j'avais conseillé de servir un seul plat de viande par repas sans compter les légumes et le reste, ce furent les domestiques qui protestèrent, soutenant que peut-être, à la table des maîtres, on pouvait se contenter de ce régime, mais qu'il ne pouvait assurément pas suffire à l'office. Dans son admirable ouvrage sur la physiologie du goût, Brillat-Savarin lui-même, qui pourtant a plus vanté la gourmandise que la sobriété, n'a pu retenir cet aveu significatif : « Quant à nous, citoyens des deux mondes, qui croyons être à l'apogée de la civilisation, il est certain que nous mangeons trop. »

*
* *

S'il est vrai que souvent on mange trop, il est notoire

que plus souvent encore on mange mal, parce que la qualité de la nourriture n'est pas en rapport avec les véritables besoins. Ici nous touchons à un point capital de la question du régime alimentaire, à celui qui se heurte le plus aux habitudes acquises et aux préjugés répandus, à celui qui conduit aux fautes les plus graves contre la sobriété.

Pour couvrir ses dépenses, l'homme a besoin de matières albuminoïdes et de matières hydrocarbonées : les premières servent surtout à la réparation organique, et pour cette raison, on les appelle encore matières plastiques ; les secondes servent surtout à la production de l'énergie, et, comme c'est en majeure partie par des combustions qu'elles produisent cette énergie, on les dit encore matières respiratoires. Or, et c'est ce qu'il faut noter expressément, nos organes s'usent très peu, même quand ils fonctionnent activement : ainsi nos muscles se consument lentement, même pendant un travail intense, et ils ne nécessitent qu'une réparation très limitée en matières albuminoïdes. Au contraire, pour leur fonctionnement et pour la production du travail qu'ils effectuent, les muscles ont besoin d'une grande quantité de matières aisément combustibles, comme sont les matières hydrocarbonées tels que les féculents, les sucres et les graisses qui sont les véritables aliments d'énergie, les véritables pourvoyeurs de chaleur et de force.

C'est donc une grosse erreur et une faute grave contre la sobriété que de demander aux aliments exclusivement plastiques (viande et produits analogues) la plus grande partie de la nourriture, alors que les aliments respiratoires devraient, au contraire, y prédominer. Il en est, sous ce rapport, du corps humain comme d'une machine à vapeur, dans laquelle ce qui se consume et a besoin d'être constamment renouvelé, ce n'est pas la machine elle-même, mais le combustible qu'on y brûle.

On a vu plus haut ce qu'est, en temps de paix, la ration du soldat français, qu'on peut considérer comme une ration d'entretien, suffisante pour un travail modéré. En temps de guerre, où il faut une ration de travail intense, c'est bien moins aux substances albuminoïdes qu'aux substances hydrocarbonées qu'on demande le supplément alimentaire nécessité par la vie active : alors que la proportion des aliments plastiques n'est augmentée que de un dixième, celle des aliments respiratoires est augmentée de deux et même de quatre dixièmes. Voilà ce que l'hygiène a établi et ce que l'expérience a confirmé comme vraiment utile et satisfaisant.

La vie active et les grandes dépenses d'énergie demandent assurément une machine puissante, des organes bien pourvus, bien entretenus et suffisamment alimentés ; mais ce qu'ils réclament surtout, ce sont de bons combustibles, capables de produire beaucoup de chaleur et de fournir aisément de l'énergie. On a dit que « les peuples de race blanche les plus actifs et les plus entreprenants sont ceux qui mangent le plus de viande ». Que ces peuples soient les plus excités ou même les plus agités, c'est possible ; mais sont-ils en même temps les plus capables d'un travail soutenu et vraiment efficace? Pendant la guerre russo-japonaise, quels sont ceux qui ont donné les meilleures preuves d'endurance, de mobilité et d'entrain? Est-ce le Russe largement alimenté de viande ou le Japonais, modèle de sobriété, dont le riz était la principale nourriture? M. Jules Lefèvre, un des adeptes les plus convaincus du végétarisme, affirme qu'après entraînement, il pouvait faire en montagne, sans surmenage et plusieurs jours de suite, 80 kilomètres de parcours par jour, avec ascensions et descentes de 1 500 à 2 000 mètres, en suivant un régime composé de pain, de fromage, de chocolat, de sucre et de fruits, avec de l'eau sucrée légèrement acidulée comme boisson. C'est encore ce régime qui convient aux cyclistes professionnels pendant la durée de leurs prodigieuses randonnées de longueur et de vitesse.

Ce n'est pas ici le lieu d'examiner la question du végétarisme, dont l'importance est trop grande pour être abordée sans une étude approfondie, ni de discuter si, par notre structure et par nos aptitudes, nous nous rapprochons plus ou moins des carnivores ou des herbivores. Il faut prendre l'homme tel qu'il est actuellement, tel que son éducation, ses habitudes et ses goûts l'ont fait, tel aussi que la civilisation l'a façonné. Ce que Montaigne dit des lois en général et de leur adaptation aux mœurs est également vrai des régimes alimentaires : « Nous prenons un monde desia fait et formé à certaines coutumes, nous ne l'engendrons pas... Par quelque moyen que nous ayons loy de le redresser et renger de nouveau, nous ne pouvons guères le tordre de son accoustumé ply, que nous ne rompions tout. »

Nous tiendrons donc l'homme, si on le veut bien, pour un omnivore. En fait, la disposition de son appareil digestif semble bien le destiner à faire usage d'aliments de toute provenance, ses dents par exemple : il a des incisives pour diviser les fruits, des molaires pour broyer les graines, des canines pour déchirer les chairs ; son estomac, d'autre part, n'a pas la grande capacité de celui des herbivores, pour contenir la quantité considérable de végétaux qui serait nécessaire à sa nutrition. Sans doute, il y a des animaux carnivores et des animaux herbivores, et la composition de leurs organes ne laisse pas de présenter avec les organes humains des analogies assez étroites ; mais en réalité la constitution de l'homme participe à la fois de celle de ces deux groupes, ce qui conduit à croire que son alimentation peut aussi participer des deux régimes. Le point qui nous importe est de savoir dans quelle mesure l'homme peut recourir au régime animal, dans quelle mesure au régime végétal ; là comme pour la quantité de nourriture, l'hygiène doit servir de guide, en indiquant les propriétés des différents aliments et en montrant à quels besoins ces aliments répondent, quels en sont les avantages et les inconvénients particuliers. Alors, au nom de l'hygiène, la sobriété impose de se tenir dans la limite de ces besoins.

*
* *

Quelques mots sur le rôle et sur les qualités des diverses sortes d'aliments et sur leur composition suffiront pour montrer leur valeur respective et pour faire connaître dans quelle mesure il convient d'en faire usage.

Les produits animaux, dont la *viande* est le type, et dont le *poisson* et les *œufs* sont des équivalents, sont des aliments plastiques : composés en majeure partie de matières albuminoïdes, ils entrent, après assimilation, dans la constitution de tous nos organes, notamment de nos muscles dont ils forment la substance fondamentale ; ce sont des aliments capables de restaurer nos organes et de réparer les pertes qu'ils subissent du fait de leur usure. Il faut observer cependant que le régime animal n'est pas seul à nous fournir les matières albuminoïdes dont nous avons besoin : celles-ci sont présentes, à côté d'autres matières dans la plupart de nos autres aliments, elles sont même abondantes dans les céréales et dans les graines des légumineuses, et elles s'y montrent aussi aptes que la chair des animaux à être assimilées et à entrer dans notre constitution.

D'après le rôle qui lui est assigné de servir presque uniquement à la réparation des organes, une petite quantité de viande doit suffire pour cet objet, puisque nous savons que nos organes s'usent peu et même qu'un fonctionnement actif n'entraîne qu'une faible déperdition de leur substance. En veut-on une nouvelle preuve ? Les expériences pratiquées sur des ascensionnistes ont démontré que leurs éliminations azotées (sous forme d'urée) ne présentent, sur ce qu'elles sont dans l'état de repos, qu'une très faible augmentation imputable au travail intense de leurs muscles ; ce n'est donc pas aux dépens de leur propre substance que les muscles travaillent, mais bien aux dépens des matières combustibles, graisses et sucres, que ces muscles utilisent sous forme de sucre (Chauveau), en les empruntant aux substances hydrocarbonées qui proviennent de la nourriture ou qui sont en réserve dans le corps.

Mangeons de la viande, mais mangeons-en avec modération et, au nom de l'hygiène comme à celui de la sobriété, combattons la funeste croyance qu'il faut manger beaucoup de viande pour être capable de travailler beaucoup et pour acquérir de la force, que la viande est l'aliment fortifiant par excellence, adages aussi répandus que peu fondés, par lesquels on croit justifier l'abus qu'on fait communément du régime carné. Que valent même les arguments, d'apparence scientifique, qui prétendent que l'homme recherche d'instinct l'aliment qu'on suppose le plus apte à renouveler ce tissu musculaire qui forme la moitié du poids du corps, ou encore que, l'homme étant composé en grande partie des mêmes substances que les animaux dont il se nourrit, il n'est pas étonnant que la diète animale soit éminemment restaurante et fortifiante, les substances qui les forment ayant été déjà animalisées? A ce compte, l'anthropophagie serait pour l'homme la pratique carnivore par excellence, et elle trouverait sa justification, si l'amour du prochain ou la simple sociabilité n'y répugnait chez tous les peuples civilisés. Mais on peut, il me semble, objecter, avec quelque raison, que l'instinct des animaux n'invite pas la plupart d'entre eux à se nourrir de chair musculaire, que le cheval et le bœuf, aussi musclés que nous, ne sont pas carnivores ; que les végétaux deviennent, par la digestion, aussi animalisables que la viande, à preuve l'exemple des végétariens purs et celui de tous les animaux herbivores ; enfin que peut-être les substances qui ont déjà été animalisées et qui ont fonctionné sont en partie usées, que par là même elles n'ont pas la même valeur alimentaire que celles qui sont fraîchement formées, à l'état naissant, et devenues animalisables avec adaptation spéciale à l'organisme qui les a modifiées à son usage particulier.

Quant aux gibiers et aux viandes faisandées, qui sont les plats de choix des festins, leur action irritante sur les voies digestives est notoire et leur influence sur la production de fermentations intestinales manifeste. Alors que, pour les digérer sans trop de dommages, il faudrait l'estomac robuste de nemrods entraînés à marcher tout le jour au grand air, ce sont trop souvent des gourmands oisifs qui en font leurs délices, au détriment de leur santé.

Quoi qu'il en soit, l'expérience est là pour montrer qu'il y a avantage pour l'homme à ne demander au régime animal qu'une partie des aliments azotés dont il a besoin ; l'autre partie, et il est bon que ce soit la plus considérable, doit être empruntée aux végétaux.

Une demi-livre de viande par jour est une quantité suffisante pour un adulte de taille moyenne ; c'est la ration réglementaire, dans l'armée française (320 grammes, moins 70 grammes environ de déchets) pour de jeunes hommes qui sont en plein développement. Cependant la plupart de nos compatriotes, quels que soient leur âge et leur profession, sont loin de s'en tenir à cette sage mesure ; celle-ci est fréquemment dépassée, même dans les conditions ordinaires de la vie avec l'habitude presque générale de manger de la viande deux fois par jour ; elle l'est constamment, et de façon fâcheuse dans les réceptions familiales d'où la simplicité est trop souvent bannie ; elle l'est outrageusement dans les grands dîners ou dans les banquets dont les menus plantureux ne comportent pas moins de quatre ou cinq plats de viande, auxquels s'ajoutent encore des poissons et des œufs.

L'abus du régime carné ne laisse pas pourtant d'avoir de nombreux et de graves inconvénients. Faut-il les énumérer? Dès que ce régime excède les besoins de la réparation organique, il encombre l'économie de produits mal élaborés et d'élimination difficile, qui sont les facteurs de la goutte, de la gravelle et des multiples manifestations de l'arthritisme ; il est excitant de l'estomac, qui est l'agent principal de sa digestion ; par cette même excitation, il conduit à la suralimentation ; il surmène l'appareil digestif et, par la fatigue qu'il lui impose, il en entraîne la déchéance progressive. Il n'apporte, au surplus, qu'un très médiocre aliment de travail, parce qu'il est mauvais combustible, ne donnant que des produits de combustion incomplète qui dégagent peu d'énergie. Enfin il coûte cher, et la raison d'économie vient s'ajouter à toutes les autres pour montrer quel avantage il y aurait, sinon à remplacer de façon absolue, du moins à aider dans une grande proportion le régime carné par d'autres aliments azotés, d'origine végétale, qui n'auraient pas les mêmes inconvénients.

Cependant l'habitude et le goût du régime carné sont tellement répandus que beaucoup de gens s'imaginent qu'ils ne peuvent s'en passer, fût-ce un seul jour, à un seul repas : j'en ai connu qui défaillaient, dès le matin du vendredi-saint, rien qu'à s'entendre proposer de faire maigre pour ne pas scandaliser leur entourage. C'est d'ailleurs un préjugé que de croire que ce qu'on appelle le régime maigre est débilitant : sans compter que le poisson et les œufs sont les équivalents de la viande, il n'est pas malaisé de trouver dans les céréales et dans certains légumes autant de matières azotées qu'il en faut : le règne végétal ne présente à la nutrition ni moins de ressources ni moins de variété que le règne animal, et la gastronomie elle-même peut aussi bien s'y donner carrière. L'Église catholique, en imposant à ses fidèles quelques jours de l'abstinence que certains ordres religieux observent sans dommage pendant toute l'année, ne heurte en rien les préceptes de l'hygiène ; il se pourrait même que, pour beaucoup d'entre nous, elle exerçât une influence favorable, en atténuant les méfaits causés par l'excès habituel du régime carné.

En même temps que l'aliment de constitution, il faut l'aliment de fonctionnement : à côté de l'entretien de la machine, il faut, et plus encore, le combustible, le producteur d'énergie sous forme de chaleur et de mouvement. Ce dernier rôle, si important, est particulièrement rempli par les féculents et par le sucre (c'est tout un, puisque les féculents sont transformés en sucre dans le travail digestif) et aussi par la graisse, ces éléments étant fournis, pour une faible partie par les produits animaux, pour la plus grande partie par les produits végétaux.

Les *corps gras et huileux* (graisses, huiles, beurre) sont de puissants aliments de travail, des dispensateurs d'énergie. Riches en carbone et en hydrogène, ils sont, comme on le sait, d'excellents combustibles : sous l'action de l'oxygène de l'air, ils brûlent en dégageant de la lumière et de la chaleur[1] : l'huile, la chandelle et la bougie ont été nos principaux moyens d'éclairage, jusqu'au temps où le pétrole et l'électricité sont venus les détrôner.

1. Un gramme d'hydrogène dégage en brûlant 34 500 calories, un gramme de carbone en dégage 8 000.

Les matières grasses remplissent le même rôle de combustible dans l'organisme vivant, mais ici leur combustion est lente, sans dégagement de lumière, elle est surtout une source de chaleur ; c'est ainsi qu'ils contribuent à la production de la chaleur animale et au développement des puissances énergétiques.

D'après cela, il est aisé de comprendre quelle est l'utilité des corps gras dans l'alimentation et d'entrevoir dans quelle mesure il convient de les faire entrer dans le régime, suivant les exigences de l'entretien de la chaleur animale et celles des dépenses de force. Ils sont particulièrement utiles pendant l'hiver et dans les climats froids, pour permettre de lutter contre le refroidissement périphérique : aussi les Lapons et les Groenlandais sont-ils grands consommateurs de graisse et de poissons gras. Ils sont également avantageux pour ceux qui ont à fournir une grande somme de travail soutenu : le montagnard laborieux fait volontiers entrer le lard et le saindoux dans sa nourriture. Les enfants aiment les corps gras, surtout le beurre qui sert à entretenir leur chaleur et leur activité. Par contre, l'usage des graisses doit être beaucoup plus restreint pendant l'été et dans les climats chauds, où une moindre production de chaleur intérieure doit compenser l'échauffement du corps qui résulte de la température extérieure.

A l'état normal, le corps humain contient une certaine

quantité de graisse, très variable d'ailleurs, qui est accumulée sous la peau, autour des organes viscéraux et dans l'interstice des tissus. Cette graisse, qui provient pour une part des corps gras ingérés dans la nourriture, pour une autre part de métamorphoses de diverses matières, constitue une réserve alimentaire, un dépôt où l'organisme peut à l'occasion puiser suivant ses besoins : ainsi en est-il au cours d'un grand nombre de maladies, dans lesquelles l'amaigrissement apparent est dû à la résorption partielle des parties molles et surtout de la graisse.

L'ingestion exagérée des matières grasses et plus souvent encore leur production excessive dans l'économie, résultat fréquent de la suralimentation, entraîne de nombreux désordres, soit que la graisse s'accumule en masse exubérante, produisant l'obésité, si disgracieuse et si nuisible au fonctionnement des organes, soit qu'elle suinte, si on peut ainsi dire, par les pores de la peau ou s'amasse dans les glandes sébacées en produisant des éruptions d'acné, soit encore qu'elle favorise le développement de calculs biliaires ou qu'elle surcharge les organes viscéraux ; ces accidents étant d'ailleurs encore favorisés par une existence inactive et une aération insuffisante. Tous ces désordres sont loin d'être rares chez ceux qui, contre toute raison, associent sans mesure, à un régime déjà trop riche, les pâtés de foie gras, les terrines succulentes, les fritures, les huiles et le beurre, tout en se gardant bien de se livrer au travail intense qui serait nécessaire pour brûler ces lourds combustibles.

Les *fécules* et les *sucres*, en d'autres termes les matières sucrées ou saccharifiables, sont des aliments de première importance pour l'entretien de la chaleur animale et comme source d'énergie : aussi entrent-ils dans tous les régimes sous la forme de pain, de céréales, de graines, de légumes féculents et de sucre. Ainsi que les graisses, ce sont des substances hydrocarbonées, des combustibles ; moins riches en carbone et en hydrogène que les corps gras, ils fournissent moins de chaleur, mais ils sont plus digestibles et ils brûlent plus facilement.

Quelle que soit la forme sous laquelle on ingère ces matières, c'est toujours à l'état de glycose qu'elles aboutissent après digestion pour circuler dans l'économie et y être utilisées ; cette œuvre de transformation en glycose constitue la fonction glycogénique dont le foie est, d'après les mémorables travaux de Claude Bernard, le principal organe exécutif. Le sang contient toujours une certaine quantité de glycose, prête à fournir aux muscles le combustible dont ils ont besoin pour fonctionner et dégager de l'énergie.

L'usage des féculents et des sucres convient, mieux

que celui des graisses, pendant les saisons chaudes ou dans les climats chauds, et chez les sédentaires. La consommation doit aussi en être abondante chez les travailleurs : le pain, entre autres, est pour l'ouvrier un excellent aliment de travail. N'oublions pas d'ailleurs que le pain et tous les féculents (pommes de terre, haricots, lentilles, pois, fèves, macaroni, nouilles, riz, tapioca, etc.), que tous les féculents, dis-je, qui tiennent ou devraient tenir une si grande place dans un régime bien ordonné, renferment, outre la fécule, des matières azotées, quelques-uns même en quantité considérable, tels que les lentilles et d'autres légumes en grains.

L'abus des matières sucrées a pourtant ses dommages, les uns locaux, comme la carie dentaire chez les gourmands de sucre (sous l'action des ferments de la bouche, le sucre produit de l'acide lactique qui attaque l'émail des dents), les autres généraux, en particulier l'obésité. Quant à l'insuffisance de matière sucrée, on ne l'observe guère, car les féculents, le pain en particulier, fournissent toujours une quantité de sucre suffisante pour les besoins de l'économie.

L'organisme contient des *matières minérales* ; ainsi le sang et tous les tissus renferment du chlorure de sodium, les globules sanguins du fer, les os des phosphates et des carbonates, les matières azotées du soufre et du phosphore; l'alimentation doit donc en fournir.

En général, les aliments et les boissons usuels apportent une proportion de ces éléments minéraux suffisante pour les besoins de la réparation organique : les graines sont riches en phosphates et carbonates, et à ce titre le vulgaire haricot de Soissons, si usité dans les pensionnats et pourtant si décrié, ne laisse pas d'être un excellent aliment, recommandable à l'âge où le squelette s'accroît et où la dentition évolue ; le fer se trouve en quantité notable dans les pois, dans les fèves et encore dans les haricots. Quant au chlorure de sodium, l'économie en fait une telle dépense qu'il est nécessaire d'en ajouter à celui que renferment déjà les aliments naturels : rien que par les urines, nous en éliminons environ 10 grammes par jour, et c'est à peu près cette même quantité, sous forme de sel marin, qu'un adulte doit faire entrer dans son régime quotidien. Ce sel est d'un usage tout à fait général : outre qu'il est un condiment utile et agréable, il est un aliment indispensable, et sa privation a été plusieurs fois une vraie calamité dans les villes assiégées. Au dire de Vauban, cité par Littré, « le sel est une manne dont Dieu a gratifié le genre humain, sur lequel par conséquent il semble qu'on n'aurait pas dû mettre d'impôt. »

Je ne fais que marquer ici la place de l'*eau*, réservant ce que j'en veux dire à plus tard, à propos des boissons ; elle aura alors un rang d'honneur.

Entre tous les aliments dont nous faisons usage et qui, par leur association répondent le mieux aux besoins de la nutrition, il en est au moins deux qui méritent une mention particulière et qui se distinguent en ce que seuls ils pourraient suffire à l'alimentation ; ce sont le lait et le pain.

Le *lait* est un aliment complet. La chimie démontre qu'on trouve dans sa composition tout ce qui est nécessaire à notre organisme [1]. Ne le savait-on pas avant l'analyse chimique en considérant que le lait est la nourriture exclusive du premier âge, à cette période de la vie où, dans l'espace d'un an, l'enfant acquiert un poids corporel environ triple de celui qu'il avait à sa naissance ? Merveilleux aliment d'entretien et de croissance pour le nouveau-né et pour l'enfant jusqu'au sevrage, dont on n'a souvent que trop de tendance à hâter le moment ; merveilleux ali-

1. Le lait de vache est composé, en moyenne et en nombres ronds, de :

Eau			87
Matières fixes	Caséine (mat. azotée) et sels	4	13
	Beurre	4	
	Lactose (sucre de lait)	5	
			100

Le lait de femme contient moins de caséine, plus de sucre et un peu plus de beurre.

ment plus tard encore et pour toute la vie, que tous les vrais sobres doivent aimer, dont on devrait entretenir le goût et maintenir l'usage à toutes les périodes de la vie, ne fût-ce que pour les services inappréciables qu'on en peut tirer dans la plupart des maladies ! et en particulier dans celles qui sont les tristes résultats de l'intempérance ! Quel dommage que tant de palais, blasés par l'usage des excitants, le trouvent fade et le déclarent insipide ! Les babys sauraient pourtant y distinguer des crus aussi variés que les marques de nos vins renommés ; pour eux, rien n'est plus suave que le lait, à preuve la physionomie béate du nourrisson qui s'accroche au sein de la mère ou même à son fâcheux remplaçant, le biberon.

Si le lait est un aliment de premier ordre, agréable et sain, c'est à la condition d'être pur et de bonne qualité, ce qu'on peut obtenir, quoiqu'on dise, même à Paris. Quant aux germes nuisibles qu'il peut recéler et qui proviennent surtout de la malpropreté des vases, il est prudent de s'en préserver en faisant toujours bouillir le lait avant l'usage ou en le stérilisant, et en veillant à la minutieuse propreté des récipients qui le contiennent.

Pour bien digérer le lait, il est indispensable de le boire lentement, par gorgées espacées ; en voici la raison : dès qu'il arrive dans l'estomac, le lait se coagule sous l'action du suc gastrique ; si on le boit gloutonnement, il forme une masse compacte, un gros fromage dont la digestion ne peut être que laborieuse ; mais si on s'arrête après chaque gorgée, il ne forme plus qu'une série de petits caillots que l'estomac arrive aisément à dissocier et à digérer. C'est Trousseau, je crois, qui proposait de prendre exemple sur la manière des petits veaux qui, dans leurs repas, viennent happer un instant le pis de leur mère avec deux ou trois coups de tête, puis vont s'ébattre dans le pré la queue en trompette, et recommencent ainsi un grand nombre de fois jusqu'à ce qu'ils soient rassasiés.

Le *pain,* bien qu'il soit un aliment complet, azoté par son gluten, hydrocarboné par son amidon et renfermant quelques sels minéraux, ne répond cependant pas, aussi bien que le lait, aux besoins d'une alimentation rationnelle, parce qu'il contient trop de substance combustible par rapport à la quantité de substance plastique ; associé au lait de vache, dans lequel la proportion de matière azotée serait plutôt excédente, il réalise une alimentation parfaite, qui d'ailleurs constitue le régime des habitants de certaines régions de montagne et de pâturage. Au demeurant le pain est un excellent aliment d'énergie, et il serait souhaitable que le propos de cabaret « le vin nourrit l'ouvrier » fût remplacé par cet autre plus vrai

« le pain nourrit l'ouvrier », en lui donnant la force nécessaire au travail, en même temps qu'il ménage sa santé et sa bourse.

Quant aux *végétaux herbacés* et aux *fruits,* leur valeur alimentaire n'est assurément pas très grande ; car, s'ils renferment une certaine proportion, quelques-uns même une assez forte proportion de matières sucrées, ils contiennent par contre très peu de matières albuminoïdes, encore moins de matières grasses, aussi faut-il, pour suffire à l'entretien, les énormes quantités qu'en prennent les herbivores. Mais hâtons-nous d'ajouter qu'ils n'en ont pas moins leurs mérites particuliers : outre qu'ils sont très rafraîchissants par l'eau qui entre en abondance dans leur constitution et par les acides organiques qu'ils renferment, ils ont encore le précieux avantage d'être riches en substances minérales, notamment en sels alcalins ; par là ils sont très utiles pour contrebalancer l'excès d'acidité qu'entraîne l'usage d'une nourriture fortement azotée, et il conviendrait de lui réserver, dans le régime ordinaire, surtout pour les arthritiques, une place beaucoup plus large que celle qu'on a coutume de leur attribuer.

Les *condiments,* dont l'objet principal est d'exciter l'appétit, ne sont nullement utiles à ceux qui sont bien portants ; ils devraient être proscrits de l'alimentation ordinaire, comme invitant à manger au delà du besoin ; tout au plus pourraient-ils être admis, dans certaines circonstances particulières, comme médicaments temporaires, pour venir en aide aux estomacs défaillants.

*
* *

Les indications qui précèdent, en donnant une idée du rôle et de la valeur des différents aliments usuels, font entrevoir à quels besoins ils répondent en tenant compte des conditions diverses de la vie individuelle, et dans quelle mesure il convient de les employer et de les associer ; elles montrent ainsi, d'après les enseignements de l'hygiène, quelles sont les limites imposées par la sobriété et combien souvent ces limites sont dépassées.

Suivant les habitudes les plus répandues parmi nous, le régime alimentaire comporte ordinairement trois repas. Le petit déjeuner du matin est le plus souvent composé de pain et de lait, celui-ci additionné de café, de thé ou de chocolat, ce qui est acceptable à la condition que la quantité de ces derniers, qui sont surtout des excitants, soit assez restreinte et qu'elle ne constitue pas le principal. Les deux autres repas sont composés de viande, de légumes, de fromage et de fruits, précédés d'un potage au dîner. Si la quantité de ces aliments restait toujours dans une mesure assez restreinte, ce régime serait satisfaisant au point de vue de l'hygiène ; mais souvent il n'en est pas ainsi. Déjà l'usage presque général de manger de la viande deux fois par jour expose à en faire excès, et il est très commun que cet excès soit renforcé par l'adjonction, au même repas, de poissons ou d'œufs qui font double emploi avec la viande ; pire encore est l'usage de plusieurs plats de viande qui par l'excitation factice de l'appétit qu'ils produisent, amène forcément à une quantité surabondante d'aliments azotés.

Au surplus le régime carné, s'il calme pour un temps l'appétit, ne satisfait pas d'une façon durable le besoin de réparation : au bout de peu d'heures, il est digéré en totalité par l'estomac, il ne tient pas au ventre (Pascault) et bientôt le besoin d'aliments se fait de nouveau sentir ; tandis que les végétaux, féculents et autres, dont la digestion se fait sur toute la longueur de l'intestin, ne sont absorbés et assimilés que lentement, successivement, au fur et à mesure des dépenses, et ils permettent ainsi de ménager entre les repas des intervalles prolongés.

C'est surtout l'abus du régime animal qui, de l'aveu de tous les hygiénistes, est le principal vice alimentaire de notre époque. Les relevés de la quantité de viande consommée, non seulement dans les grandes villes, mais même dans toute la France, montrent que la proportion moyenne pour chaque habitant est supérieure à la quantité utile; et si on observe qu'un grand nombre de ces habitants, les enfants et les vieillards, n'en usent pas ou en usent très peu, il est évident que les autres en consomment avec excès (Maurel). C'est sur cet excès qu'il convient de s'appliquer à réformer les mœurs, en combattant les erreurs et les préjugés qui font la réputation du régime carné et qui prétendent justifier des abus dont l'hygiène montre les fâcheux inconvénients. Le régime végétarien, qu'il faudrait au moins associer au régime carné dans une mesure beaucoup plus large qu'on ne le fait, expose beaucoup moins aux excès alimentaires : le volume plus considérable de l'aliment amène bientôt une sensation de plénitude qui limite le désir de manger et de plus, même en quantité plus grande, il fournit une moindre proportion de matières assimilables. A ses avantages hygiéniques, il joint ainsi celui de rendre la sobriété moins difficile à pratiquer.

Il faut le dire franchement, l'intempérance est la principale cause de la maladie constitutionnelle la plus répandue de nos jours, de l'arthritisme, maladie si commune que la plupart d'entre nous en sont plus ou moins touchés. Constitué par un trouble général de la nutrition, il est l'effet habituel, on pourrait dire forcé, des influences qui sont capables de modifier, d'une façon permanente, les conditions normales de la nutrition : les excès alimentaires et l'insuffisance d'exercice en sont les causes majeures, et la suralimentation en est la cause dominante, pour certains même la cause unique : « sans suralimentation, l'arthritisme n'existerait pas » (Maurel). Conséquence de la bonne chère et d'une vie oisive, on le voit se développer en même temps que la richesse avec toutes les habitudes de vie qu'elle entraîne, et il est l'apanage des époques de prospérité des peuples ; il est le lot ordinaire des opulents, des parvenus, et la rançon qu'ont à payer la plupart de ceux que la fortune favorise. Ne serait-ce pas pour cela que, par une vanité mal placée, l'arthritisme est une maladie qu'on avoue volontiers, qui est bien portée et presque de bon ton, en dépit des ennuis qu'elle entraîne ; il est vrai qu'on a coutume d'en rejeter la faute sur ses ascendants de qui on croit tenir ce fâcheux héritage et de négliger sa propre part de responsabilité.

Entre tous les excès alimentaires, l'abus des gibiers, des viandes faisandées, des aliments de haut goût en général sont particulièrement nuisibles, aussi la saison des festins est-elle celle où s'élabore l'arthritisme et celle où ses manifestations aiguës sont les plus fréquentes.

Il me revient en mémoire l'aventure d'une dame du monde qui vint un jour me consulter à la suite d'une violente colique néphrétique ; elle déclarait qu'elle était décidée à « tout faire » pour en éviter le retour. Sur l'avis qu'il faudrait d'abord suivre un régime simple, s'abstenir de gibier, de condiments épicés, etc., je la vis toute effarée : « mais, s'écria-t-elle, je suis entourée de chasseurs et, durant l'automne et l'hiver, nous mangeons du gibier tout le temps... » Ainsi « tout faire » signifiait sans doute prendre tous les remèdes qui seraient prescrits ; quant à changer de régime, c'était une autre affaire !

Déclarons-le franchement : en matière d'arthritisme, quand la maladie, jusque-là en puissance, arrive à se traduire en actes, le mal est fait et force est bien de se résigner à le subir, tout en cherchant à en atténuer les symptômes pénibles ; mais ce qu'il faut, c'est profiter de la leçon qu'il vous donne, c'est changer de manière de vivre, puisque c'est cette manière de vivre qui est la cause de la maladie et de tous les accidents qu'elle entraîne : de la sorte, à défaut du présent, on assurera l'avenir. Pour se résoudre à une pareille réforme, il faut être bien convaincu de l'influence énorme qu'ont sur la constitution les moindres excès alimentaires, quand ils se renouvellent fréquemment : c'est ainsi, à n'en pas douter, que se développent peu à peu des changements organiques profonds, qui transforment une manière d'être normale en une manière d'être anormale, c'est-à-dire la santé en maladie. Comme le filet d'eau qui, goutte à goutte, use la pierre, l'action nocive d'un régime défectueux altère les organes et trouble les fonctions lentement, sourdement, jusqu'au jour où éclatent des désordres qu'il eût été facile d'éviter et qu'il est trop souvent malaisé de guérir.

* * *

Il ne suffit pas de régler l'alimentation dans la quantité et dans la qualité des aliments ; il y a encore la manière de les prendre. Voici, sur ce point, le précepte essentiel : manger lentement et bien mâcher.

La mastication, qui est le premier acte de la digestion, en détermine, pour une large part, l'évolution ultérieure ; si la nourriture est d'ailleurs convenable, la digestion en sera bonne ou mauvaise, suivant qu'elle aura été bien ou mal préparée par la mastication, et cela pour plusieurs raisons : d'abord un aliment bien divisé est naturellement plus apte à subir l'action des sucs digestifs et à être absorbé ; en second lieu, c'est pendant la mastication que les mouvements de la mâchoire et la saveur des aliments mettent en éveil toutes les puissances digestives : alors la salive afflue dans la bouche, et en même temps l'estomac et l'intestin, avec les glandes qui leur sont annexées, se préparent à recevoir l'aliment et commencent à fonctionner. Le branle est donné, tout l'appareil digestif, comme une machine bien agencée et dont tous les rouages sont solidaires, entre en activité et fonctionne de concert, aussitôt que le signal est donné par la bouche. Nous sommes donc en grande partie responsables de notre digestion : tout individu de bonne santé doit bien digérer, s'il a soin de bien mâcher ses aliments. Et qu'on ne croie pas tourner la difficulté, sous prétexte de gagner du temps, en hachant les viandes ou en mettant les légumes en purée : pour bien digérer, il faut n'avaler les aliments que quand ils sont réduits en bouillie, c'est entendu ; mais c'est avec sa mâchoire et avec ses dents, non par des moyens artificiels, qu'il faut effectuer cette bouillie, tout le succès de l'opération en dépend.

La gloutonnerie est une très grande faute, et malheureusement très répandue à notre époque où la passion de la vitesse ne connaît plus de mesure ; faute double contre la sobriété, parce qu'elle entraîne à manger trop en même temps qu'à manger mal. Les loups mangent gloutonnement, dit La Fontaine. Il n'y a pas que les loups ! Les enfants, jusqu'à l'âge où l'estomac a encore toutes les complaisances, se jettent, comme des goulus, sur les aliments qui leur plaisent et les avalent sans les mâcher, tant qu'ils ne se sentent pas gavés et repus. Sans doute, leurs robustes puissances digestives viennent souvent à bout, sans sérieux dommage, de suffire au travail excessif qui leur est imposé ; mais tôt ou tard arrivent les malaises, pesanteurs d'estomac, somnolence après les repas, indigestions, qui sont la préface des désordres plus graves qui les guettent dans l'avenir[1].

N'y a-t-il donc aucun agrément à manger lentement et n'est-ce pas le meilleur moyen d'apprécier ce qu'on mange, d'en discerner les qualités et d'en éprouver les satisfactions douces dont il est sage de se contenter ? Le gourmet lui-même, qui préfère avec raison la qualité à la quantité, ne cherche-t-il pas, dans la lenteur avec laquelle il boit ou mange, le plaisir d'épuiser jusqu'au bout la saveur des mets ou du vin qu'il déguste ? J'ai eu l'honneur de dîner un soir à côté d'un savant hygiéniste, grand amateur de truffes et d'ailleurs très aimable causeur qui, du moment où on lui servit son plat favori, s'excusa de s'imposer un silence absolu pour concentrer toute son

1. Sous le nom de *tachyphagie*, mon distingué collègue des hôpitaux, le Dr Jacquet, a fait récemment une remarquable étude des effets du repas hâtif et de la mastication insuffisante. Par des expériences saisissantes sur les animaux et par l'observation clinique, il a démontré que « la tachyphagie distend l'estomac, force sa musculature et sa sécrétion, exalte sa sensibilité, prolonge son effort, bref l'oblige, en tous modes fonctionnels, à un surtravail qui a sa rançon..., rançon directe, l'amorce, en leurs modalités principales, des grands troubles dyspeptiques, rançon indirecte par l'éveil de sympathies réflexes ».

attention à écraser avec soin et à retourner longtemps dans sa bouche, le précieux champignon.

Mais le plus redoutable ennemi de la sobriété, c'est la gourmandise. Ah ! la gourmandise, quel défaut, quel vice, et combien la religion, en en faisant un péché capital, est une fois de plus d'accord avec l'hygiène ! Elle a pourtant trouvé de très habiles défenseurs, et le charmant panégyrique qu'en a tracé Brillat-Savarin, serait capable de faire fléchir la rigueur des opposants les plus déterminés. Selon lui, la gourmandise est une préférence passionnée, raisonnée et habituelle pour les objets qui flattent le goût, et ainsi entendue, elle ne mériterait qu'éloge et encouragement sous tous les rapports : au physique, en tant que résultat et preuve de l'état sain et parfait des organes destinés à la nutrition ; au moral, résignation implicite aux ordres du Créateur qui, nous ayant ordonné de manger pour vivre, nous y invite par l'appétit, nous soutient par la saveur et nous récompense par le plaisir. Le gracieux auteur a soin d'ajouter qu'il ne faut pas confondre la gourmandise avec la gloutonnerie et la voracité, comme le font les dictionnaires : « d'où j'ai conclu, ajoute-t-il, que les lexicographes, quoique très estimables d'ailleurs, ne sont pas de ces gens aimables qui embouchent avec grâce une aile de perdrix au suprême pour l'arroser, le petit doigt en l'air, d'un verre de vin de Laffitte ou du clos Vougeot; ils ont oublié, complètement oublié la gourmandise sociale, qui réunit l'élégance athénienne, le luxe romain et l'élégance française, qui dispose avec sagacité, savoure avec énergie et juge avec profondeur ; qualité précieuse, qui pourrait bien être une vertu, et qui est du moins bien certainement la source de nos plus pures jouissances. » Voilà certes un plaidoyer orné de toutes les séductions et qui trouvera plus d'un adhérent ; mais il n'empêche que la gourmandise soit une passion et que, comme toutes les passions, elle risque au moins d'entraîner hors de la mesure ; que, quelquefois péché mignon, elle glisse trop souvent sur la pente du vice ; qu'elle ne puisse devenir une vertu que si elle est refrénée et combattue par la raison : elle perd alors son nom pour prendre celui de sobriété. Là est la vérité toute simple et dégagée d'artifices ; tenons-nous-y.

DEUXIÈME PARTIE. — *La boisson.*

La boisson est aussi nécessaire que l'aliment. En effet, le corps humain, malgré les apparences qui le font paraître formé d'organes et de tissus solides ou consistants, est tout imprégné de liquide, et ce liquide est purement et simplement de l'eau ; en réalité, le corps contient 75 parties d'eau pour 25 parties de substances solides supposées complètement desséchées. L'eau est l'élément prédominant du sang et des humeurs, un élément important des parties solides du corps et même du squelette osseux ; elle est le véhicule qui dissout les aliments et les rend absorbables, celui qui répand partout les matières nutritives et qui intervient dans les métamorphoses de ces matières, celui enfin qui entraîne les résidus usés et les rejette au dehors. Sans eau, la vie est impossible et l'eau est, à vrai dire, un aliment indispensable, au même titre que toutes les autres substances qui entrent dans la constitution de l'organisme.

La consommation d'eau que fait le corps humain est considérable : un homme adulte en perd chaque jour environ deux litres et demi, soit 12 à 1 500 grammes par la sécrétion des reins, 1 000 grammes par la transpiration cutanée insensible, 4 à 500 grammes par l'exhalation pulmonaire. Cette dépense doit être compensée par une recette équivalente, et, pour maintenir son intégrité, il faut que l'organisme reçoive chaque jour cette même quantité d'eau : la plus grande partie lui est fournie par les aliments de toutes sortes, qui tous en contiennent une forte proportion ; le complément est emprunté aux boissons proprement dites, dont l'objet est précisément de parfaire la ration d'eau nécessaire à l'équilibre normal.

J'insiste sur cette dernière proposition, qui est fondamentale au point de vue du besoin réel de boissons : la quantité de boisson utile et suffisante est subordonnée à la quantité d'eau que fournissent les aliments, elle est seulement l'appoint qui doit, à l'occasion, fournir ce qui a fait défaut dans l'aliment. L'enfant, dont le lait est l'unique nourriture, n'a pas besoin de boire autre chose, parce que le lait lui procure une quantité d'eau suffisante ; le végétarien boit peu, parce que les végétaux dont il se nourrit sont riches en eau ; le paysan, quand il se nourrissait surtout de soupes et de légumes, n'avait non plus guère besoin de boissons, sauf par les grandes chaleurs de l'été et pendant les rudes travaux de la moisson. Au contraire, celui qui fait principalement usage de viande et d'aliments excitants est entraîné à boire beaucoup, parce que son régime lui apporte peu d'eau et que de plus ce régime, par ses propriétés irritantes, éveille la sensation de la soif. Les mets très salés ou très sucrés provoquent de même un grand besoin de boire, parce que le sel et le sucre ne peuvent être dissous que dans une assez grande quantité d'eau.

La *soif* est la sensation qui nous avertit du besoin d'eau que l'économie éprouve pour réparer les pertes qu'elle a subies et pour pouvoir continuer à fonctionner. Elle réside, comme la faim, dans le corps tout entier ; si elle paraît avoir son principal siège dans la bouche et dans la gorge, c'est que là les membranes muqueuses, plus exposées que partout ailleurs à l'évaporation, sentent plus vivement le besoin du liquide qui doit les humecter. Elle est plus impérieuse encore que la faim, et plus irrésistible : à la suite de marches prolongées ou d'exercices violents avec transpirations abondantes, elle devient ardente et réclame une satisfaction immédiate.

Cependant la soif ne peut être apaisée qu'après absorption d'une quantité de liquide suffisante pour réparer le déficit et rétablir l'équilibre, ce qui naturellement demande un certain temps : aussi est-ce une erreur et une pratique préjudiciable que de se laisser aller, comme on le fait trop souvent, à boire tout d'un coup une quantité de boisson considérable, au risque de provoquer une indigestion ; quoi qu'on fasse, la soif ne peut se calmer et s'éteindre qu'au fur et à mesure que l'absorption fait passer le liquide ingéré dans le courant circulatoire et que les sécrétions suspendues commencent à se rétablir. Il en est des boissons comme des aliments, elles demandent à être prises lentement, à petits coups ; c'est là le meilleur moyen d'éviter tout abus, en même temps que d'obtenir, dans le plus court espace de temps possible, l'apaisement de la soif.

Il faut d'ailleurs se méfier de certaines pratiques auxquelles on se laisse entraîner par les raffinements du goût et par la poursuite de l'agrément immédiat. Pendant les chaleurs de l'été, et même en toute saison dans les grands dîners et les soirées, on recherche volontiers les boissons glacées, les fromages glacés et la glace en nature. Il est cependant contestable que ces boissons soient plus efficaces que les boisons tempérées pour calmer la soif : en effet, elles provoquent sur leur passage une contraction active des petits vaisseaux qui ne manque pas de tarir les sécrétions de la bouche et de laisser la soif persister ; n'est-il pas d'usage, après avoir pris une glace, de recourir à la carafe frappée ? Les boissons chaudes ont, au contraire, l'avantage de faire affluer la salive dans la bouche et d'y entretenir ainsi l'humidité naturelle. Je pense donc que, pendant les repas et surtout dans l'intervalle des repas, il vaudrait mieux s'adresser aux boissons chaudes qu'aux boissons glacées et qu'on y trouverait, friandise mise à part, grand avantage sous tous les rapports, « Mangez chaud, buvez frais », disait-on autrefois ; j'incline à croire que ce précepte, qui appartient à la pratique du juste milieu, est le plus apte à donner satisfaction à l'hygiène en même temps qu'au goût : les boissons dont la température est de 12 à 15 degrés sont à la fois salutaires et agréables ; il n'en faut pas davantage pour qu'elles méritent d'être recommandées.

La sobriété commande d'user des boissons, comme de

tout, avec modération, suivant les limites du besoin ; les fonctions digestives en seront mieux assurées et plus régulières. Il convient de boire peu au commencement des repas et même pendant leur cours, afin de ne pas trop diluer les sucs digestifs qui doivent conserver toute leur puissance active sur les aliments ; il vaut mieux boire, de préférence, un peu plus à la fin des repas ou même, dans leurs intervalles, et, en tout cas, par petites quantités à la fois.

Les boissons n'ont pas seules le privilège de fournir à l'économie la provision de liquide dont elle a besoin. Les bains sont un excellent moyen d'absorber en peu de temps une grande quantité d'eau, sans l'intervention du tube digestif et sans les risques auxquels des boissons copieuses pourraient quelquefois exposer ; aussi, à la suite de grandes fatigues et de transpirations abondantes, il n'y a rien de meilleur et de plus agréable qu'un bain tiède de quelque durée, qui soulage à la fois la soif et la lassitude. Forster, cité par Béclard, raconte l'aventure de l'équipage d'un navire qui allait de la Jamaïque en Angleterre et qui, assailli par une violente tempête, fut obligé de se réfugier sur une chaloupe. Les malheureux naufragés furent bientôt tourmentés par la soif. Le capitaine leur conseilla de ne pas boire d'eau de mer, mais plutôt de suivre son exemple : sur-le-champ, il se plongea tout habillé dans la mer, ce qu'il continua de faire souvent par la suite ; après chaque bain, il constatait que sa soif était apaisée pour longtemps. Quelques-uns, qui se refusèrent à cette pratique, devinrent si faibles qu'ils périrent bientôt. Quant au capitaine et à ceux qui, comme lui, se plongeaient plusieurs fois par jour dans la mer, ils purent résister pendant dix-neuf jours, au bout desquels ils furent recueillis par un vaisseau qui faisait voile du même côté.

*
* *

L'*eau* est la boisson normale, elle est par excellence la boisson hygiénique. Il ne peut y avoir aucune contestation sur ce point, puisque nous savons que la matière liquide, qui forme les trois quarts de la constitution du corps humain, est l'eau et l'eau seule ; c'est donc l'eau dont nous avons besoin pour réparer les pertes liquides qu'entraîne le mouvement nutritif, elle est la boisson à la fois nécessaire et suffisante ; c'est elle que nous trouvons en forte proportion dans tous les aliments dont nous faisons usage, c'est encore elle qui, sous forme de boisson proprement dite, doit apporter le complément capable de parfaire, s'il y a lieu, la ration indispensable.

Aussi un des meilleurs services que les gouvernements puissent rendre aux populations est de leur assurer un approvisionnement suffisant en bonne eau potable ; aucune mesure hygiénique n'est plus importante pour la santé publique, aucune n'est plus puissante pour répandre le goût de cette boisson salutaire. Il est juste de reconnaître que de très grands progrès ont été réalisés sous ce rapport depuis un demi-siècle : la plupart des grandes villes, et Paris en particulier, sont largement pourvues d'eaux de source qui, sauf des substitutions malheureusement trop fréquentes encore, offrent le plus souvent des garanties suffisantes.

L'*eau potable*, vraiment digne de ce nom, c'est-à-dire bonne à boire, capable d'être bue avec avantage et sans danger, doit réunir un certain nombre de qualités qui sont toutes également importantes : elle doit être limpide et incolore, de température fraîche, sans odeur, de saveur légère et agréable ; elle doit tenir en dissolution une proportion convenable d'air et de substances minérales ; d'autre part, elle ne doit renfermer ni sels calcaires en excès (bien dissoudre le savon et bien cuire les légumes secs), ni matières organiques, ni surtout aucun germe pathogène.

Quand elle réunit toutes ces qualités, l'eau pure, sans aucune addition, est la meilleure des boissons, la plus saine, celle qui désaltère le mieux ; et au surplus elle est agréable à ceux dont le goût n'est pas émoussé par l'usage habituel d'autres breuvages. Brillat-Savarin lui-même, dont j'aime à relever certaines remarques qui tempèrent les éloges qu'il a prodigués aux jouissances de la table, n'a pas manqué de reconnaître les avantages de l'eau : « Quand on n'apaise la soif que par l'eau pure, qui paraît en être l'antidote naturel, on ne boit jamais une gorgée au delà du besoin. » Et ailleurs ; « L'eau paraît être la boisson la plus naturelle,... elle est la seule boisson qui apaise véritablement la soif... La plupart des autres liqueurs dont l'homme s'abreuve ne sont que des palliatifs, et s'il s'en était tenu à l'eau, on n'aurait jamais dit de lui qu'un de ses privilèges était de boire sans avoir soif. »

L'eau pure, de bonne qualité, est la plus salutaire des boissons. Malheureusement, la bonne eau potable n'est pas toujours aisée à trouver : tantôt c'est la composition saline qui est défectueuse, qui pèche par excès ou par défaut ; tantôt c'est l'air qui y manque ; ailleurs ce sont des matières organiques qui en altèrent la pureté, détritus de toutes sortes qui s'infiltrent dans la nappe d'eau souterraine ou se mélangent à l'eau des sources, des rivières ou des citernes. De là des inconvénients, voire même des dangers et des risques de maladie : aussi ne saurait-on être trop prudent dans l'usage des eaux de boisson et doit-on d'abord s'assurer de leurs qualités et de leur pureté. Entre tous les risques auxquels expose l'usage d'une mauvaise eau, aucun n'est plus redoutable que la présence de microbes pathogènes, dont le danger est d'autant plus terrible qu'il est moins apparent et qu'il peut exister dans l'eau la plus limpide et la plus agréable au goût. Il est démontré que c'est surtout par des eaux contaminées que se propagent la fièvre typhoïde et nombre d'autres maladies infectieuses : à Paris, par exemple, il suffit que l'eau de source, dont les habitants sont d'ordinaire pourvus, soit remplacée pendant quelques jours par l'eau de Seine pour qu'on voie éclater une épidémie de fièvre typhoïde ; de même, en tous lieux, les épidémies de la même maladie, auxquelles la France paie encore un si lourd tribut, sont le plus souvent imputables à l'usage d'eaux ainsi polluées, et il est presque toujours possible de remonter à la cause qui en a été le point de départ et de trouver dans l'eau les germes qui les ont produites. En tout temps d'ailleurs, il convient que l'eau de boisson soit épurée par un bon filtre, et en cas de menace d'épidémie, il est prudent de la soumettre d'abord à une ébullition prolongée pendant quelques minutes.

Les *boissons alimentaires* fournissent une part importante à la ration d'eau dont nous avons besoin. Outre le lait, dont j'ai déjà signalé les précieux avantages, les bouillons de légumes sont encore une excellente boisson, à la fois nourrissante et rafraîchissante. Sous forme de soupes au pain ou de potages aux pâtes, ils sont chez nous d'un usage courant, surtout au repas du soir; ils sont cependant moins répandus qu'ils ne mériteraient de l'être et surtout moins recherchés que le bouillon de viande simple ou renforcé sous le nom de consommé. Ce bouillon de viande est, avec raison, bien déchu des mérites que lui attribuaient nos pères, depuis qu'on sait que sa valeur alimentaire est très faible, et qu'il est riche en matières extractives dont l'action n'est pas inoffensive ; en réalité, il a surtout des propriétés excitantes, c'est, si l'on veut, un apéritif qui prend place au commencement d'un repas pour ouvrir l'appétit, mais dont les qualités hygiéniques sont loin d'égaler celles des bouillons de légumes.

Les *infusions chaudes* ou même la simple eau chaude, assez usitée en Amérique, soit à la fin des repas, soit mieux encore dans leurs intervalles, calment bien la soif et facilitent la digestion. Soit dit en passant, les *tisanes,* dont la vieille médecine faisait un grand usage, ne laissent pas d'avoir une très grande utilité dans nombre de circonstances : elles sont, surtout par la quantité d'eau qu'elles livrent à la circulation, un excellent remède pour favoriser l'élimination des déchets de la nutrition et celle des matières nuisibles, des toxines comme on les appelle aujourd'hui, qui sont produites au cours des maladies infectieuses.

*
* *

J'en ai fini avec les boissons utiles ; la liste n'en est pas longue puisque, à vrai dire, l'eau seule les représente : tous les animaux s'en contentent, tous la recherchent et d'instinct repoussent toute autre boisson ; l'homme seul n'a pas su s'en tenir à l'eau pure qui est la boisson naturelle, celle qui permet, sans grand effort, de rester sobre et de ne boire que suivant le besoin ; entraîné par le goût, disons mieux par la passion des excitants, il a substitué à la seule boisson utile un nombre presque infini de boissons inutiles, trop souvent même nuisibles, et il a mis à contribution tous les progrès de la science et de l'industrie pour confectionner des breuvages qui pour la plupart ne sont pas moins offensants pour la morale que pour l'hygiène.

L'*alcool,* voilà le principal de ces produits, voilà aussi le grand danger. L'alcoolisme est une des plaies honteuses de notre époque, et on ne saurait trop dénoncer ses progrès effrayants et son influence néfaste sur l'individu, sur la famille et sur la société ; c'est comme une endémie qui sévit de façon permanente sur notre pays, dans toutes les classes de la société, et qui cause chez nous plus de ravages que les maladies pestilentielles les plus redoutées. Il faut le proclamer franchement (puissions-nous en avoir honte !) la France est aujourd'hui la nation la plus alcoolisée du monde. Depuis 1830, la consommation d'alcool y a toujours été en augmentant : de 2 litres d'alcool pur par an et par tête d'habitant, elle s'est élevée graduellement à 15 litres en 1904, chiffre effroyable si l'on tient compte des enfants et de tous ceux qui en boivent peu ou pas du tout. C'est exactement le contraire de ce qui s'est passé pour la Norvège, qui était d'abord la terre classique de l'alcoolisme et où dans le même espace de temps, la consommation est tombée de 16 litres par tête à 2 litres seulement ; c'est que là des mesures énergiques et radicales ont été prises : on a d'abord racheté toutes les licences des cabarets, puis on a institué des établissements où la vente de l'alcool est réglementée, qui sont fermés les dimanches et jours de fête, qui de plus sont tout de suite fermés en cas de grève. Quelles clameurs ne manqueraient pas d'éclater chez nous, si un ministre avait le courage, dès le début d'une grève, d'ordonner la fermeture de tous les cabarets ; y aurait-il cependant une mesure de police plus efficace, et quelle grève pourrait y résister ?

L'alcool a-t-il du moins quelque valeur alimentaire ?

Ce n'est assurément pas un aliment plastique, puisque notre corps n'en contient pas ni n'en fabrique, et qu'il est incapable de servir à l'entretien de nos tissus. Est-ce un aliment respiratoire, pouvant développer de la chaleur et de la force, et par suite un aliment de travail? Bien qu'on l'ait contesté, il est acquis par des expériences convaincantes que, dans une certaine mesure, il est susceptible de brûler dans l'économie ; mais il est non moins acquis que c'est un mauvais combustible et que, par conséquent, c'est un mauvais aliment de travail. Qu'un homme sain, travaillant au grand air, puisse en tolérer sans dommage une petite quantité (soit 32gr,50 par jour, dose correspondante à un demi-litre de vin) ; que cette quantité puisse être complètement brûlée et ne pas nuire, c'est possible ; mais, si cet homme n'est plus dans les conditions de santé normale ou s'il reste confiné avec une oxygénation insuffisante, aussitôt la limite de tolérance sera franchie et la dose deviendra nocive et toxique (Maurel).

Au point de vue de la capacité de travail, l'abstinence vaudrait certainement mieux qu'un usage même modéré; l'épreuve en a été faite maintes fois: en partageant une équipe d'ouvriers en deux groupes, d'un côté ceux dont la ration alimentaire ne comporte aucune boisson alcoolique, d'un autre côté ceux à qui on donne une certaine quantité d'alcool, on constate que le premier groupe fournit une somme de travail supérieure à celle du second. Les ascensionnistes et les cyclistes savent bien que l'alcool « coupe les jambes ». Que les ouvriers ne croient donc pas qu'un petit verre leur est utile pour donner, à l'occasion, un coup de collier et accomplir un travail de force : une pomme de terre ou un morceau de sucre de plus serait autrement capable de donner de l'énergie à leurs muscles.

Si on peut faire quelques réserves sur l'inutilité absolue de l'alcool dans l'alimentation, il n'y a aucun doute possible sur sa nocivité : partout où l'alcool passe dans l'organisme, il détermine des troubles fonctionnels et des lésions qui sont les stigmates évidents de l'irritation qu'il produit dans tous les tissus qu'il touche. Il suffit de suivre son parcours dans l'économie pour se rendre compte des nombreuses maladies qu'il peut provoquer dans le présent ou dans l'avenir ; il sème partout l'irritation et l'inflammation, bientôt suivies d'épuisement fonctionnel et de déchéance. Dans la bouche et dans la gorge, où pourtant il séjourne peu, il éveille la soif plutôt qu'il ne la calme, le goût s'émousse et n'a plus d'appétence que pour les aliments épicés et les boissons fortes ; dans l'estomac, il excite la sécrétion de mucosités âcres et filantes que tous les buveurs connaissent bien sous le nom de pituites ;

l'intestin atone se laisse distendre et le ventre prend la forme d'une grosse besace. Après avoir été absorbé par le tube digestif, l'alcool passe dans le foie, et arrive dans le cœur, d'où il se répand dans tous les organes où la circulation le conduit, cerveau et nerfs, poumons, reins, muscles, amenant partout des troubles fonctionnels, ébauche de maladies plus graves et trop souvent irrémédiables, maladies du foie, maladies du cœur et des vaisseaux, maladies des reins, maladies du cerveau, de la moelle et des nerfs.

De statistiques que j'ai communiquées à l'Académie de médecine et qui provenaient d'une vaste enquête dans les hôpitaux de Paris, il résulte qu'un tiers des décès est imputable directement aux maladies alcooliques, et que, dans un autre tiers, l'alcoolisme a encore été la cause indirecte de la mort, parce que celle-ci ne serait sans doute pas survenue du fait de la maladie déclarée, si celui qui en était atteint n'avait pas été taré par l'alcoolisme : c'est qu'en effet les alcooliques n'ont aucune force de résistance et qu'ils sont incapables de supporter l'assaut de maladies quelconques qui viennent les atteindre. Sans doute, ailleurs que dans la clientèle des hôpitaux, les méfaits de l'alcoolisme sont peut-être moindres, mais il est certain qu'ils sont importants dans tous les milieux sociaux et qu'il n'en est aucun où ils soient négligeables.

On s'enivre moins qu'autrefois ; mais, qu'on ne s'y trompe pas, cette rareté relative de l'ivresse est loin de marquer un progrès dans la sobriété ; elle témoigne, au contraire, d'un progrès certain dans l'intempérance. Malgré l'apparence paradoxale de cette assertion, l'ivresse est moins fréquente à mesure qu'on prend l'habitude de boire plus souvent et davantage : le moindre excès suffit pour enivrer celui qui d'ordinaire est sobre, tandis que les excès qui se renouvellent tous les jours amènent une accoutumance par laquelle on échappe aux effets immédiats de l'ivresse, mais pour tomber dans l'écueil beaucoup plus grave des effets de l'alcoolisme chronique.

On est épouvanté quand on voit l'influence de l'alcoolisme sur le développement de l'aliénation mentale et sur la criminalité, dont l'accroissement continu est exactement parallèle à celui de l'alcoolisme. En présence de tous ces désastres moraux et matériels, comment ne pas sentir l'impérieux devoir qui s'impose à tous ceux qui ont quelque responsabilité sociale de combattre avec vigueur et persévérance un fléau qui nous menace de la plus dégradante décadence.

Quand l'alcoolisme cessera-t-il d'être presque toujours, chez nous, considéré comme une circonstance atténuante dans l'application des peines infligées aux crimes et aux délits ? Et que penser de la circulaire récente d'un de nos ministres qui, sous prétexte « qu'il peut y avoir quelque chose de désobligeant à exiger des renseignements de nature confidentielle et qui n'ont aucun rapport avec les faits motivant les poursuites », invite les procureurs généraux à donner aux membres du parquet « les instructions nécessaires pour que, toutes les fois que l'infraction présentera un caractère simplement contraventionnel, ne paraîtra pas de nature à comporter l'établissement d'une notice individuelle destinée à suivre le condamné ou ne rentrera pas dans la catégorie des affaires pour lesquelles la statistique criminelle a besoin de renseignements spéciaux, sur l'alcoolisme principalement, ils se bornent au strict indispensable et s'abstiennent de poser des questions qui, par leur nature ou leur forme, deviennent, sinon complètement abusives, au moins inutiles » ? Il n'est pourtant pas sans intérêt, ce me semble, de savoir que, pour les contraventions, comme pour les délits et pour les crimes, les coupables sont, pour la plupart, des alcooliques.

Qu'on ne vienne pas invoquer, en faveur de l'alcool, le piteux argument des intérêts budgétaires, en soutenant que l'alcool représente une notable partie de la richesse nationale ; car il est démontré que par les dépenses qu'il entraîne pour l'entretien des hôpitaux et des hospices, des asiles d'aliénés et des prisons, l'alcool nous coûte beaucoup plus qu'il ne nous rapporte ; et par conséquent la recherche, par l'État, de revenus provenant de cette source « apparaît à la fois comme une mauvaise action et une mauvaise affaire » (Joffroy).

Que dire encore de l'influence de l'alcool sur la race, de la multitude de dégénérés, de tarés, de vicieux et d'insuffisants qui sont la triste lignée de parents alcooliques, et des ravages que fait la tuberculose dans ces déplorables familles où l'affaiblissement de la résistanee individuelle accueille toutes les occasions de contagion ! Sans aller même à ces extrémités, que d'agitation désordonnée en paroles et en actes, que d'amoindrissement dans les caractères, quelle incohérence dans les relations sociales, quel fléchissement dans les consciences, en un mot que de misères physiques et morales sont la monnaie courante d'un fléau qui atteint le plus grand nombre, s'il n'en conduit que quelques-uns à la maladie et à la mort !

Sous le nom fallacieux de *boissons hygiéniques,* nos gouvernants ont compris le *vin,* la *bière* et le *cidre,* et ils les ont dégrevés des lourds impôts qui pesaient sur eux. Je dis que ce terme d' « hygiéniques » est fallacieux, car il fait croire que la consommation de ces boissons est salutaire et qu'on peut en boire à discrétion, impunément. Qu'elles soient moins nuisibles que l'eau-de-vie et que toutes les liqueurs dites spiritueuses, cela est évident, puisqu'elles contiennent moins d'alcool; mais, au delà d'une mesure très restreinte, elles sont dangereuses, et il ne faut pas s'imaginer que, quand on en boit, on ne prend pas d'alcool : « Je ne bois pas d'alcool, entend-on dire tous les jours aux ouvriers, je ne bois que du vin »; sous le couvert d'une erreur qu'ils acceptent comme un article de foi, ils boivent communément deux ou trois litres de vin par jour, c'est leur ration moyenne, et ils se figurent être sobres, à côté de leurs camarades dont quelques-uns arrivent à des quantités invraisemblables : j'ai eu à en soigner un qui m'a avoué quinze litres de vin par jour; il est vrai que c'était un déménageur, mais combien d'autres sont déménageurs par ce côté; « c'est le métier qui veut çà », disent-ils ; mais je serais embarrassé pour indiquer un métier qui n'invoque pas pareille excuse. Ce qui est certain, et l'observation de tous les jours le démontre, c'est qu'on s'alcoolise, et même à fond, avec les boissons dites hygiéniques.

La proportion d'alcool contenu dans le vin varie de 5 à 20 pour 100, dans la bière de 3 à 9 pour 100, dans le cidre de 2 à 6 pour 100. Si l'on tient compte de ces quantités, il est aisé de voir combien il faut être sobre de ces boissons, si on ne veut pas dépasser la limite de tolérance. Au vrai, ce que le vin, la bière ou le cidre ont de plus utile, c'est l'eau qu'ils renferment. Ils contiennent en outre, le vin un peu de tanin qui est tonique, la bière un peu de matière féculente, le cidre un peu de sucre, et tous les trois quelques sels et quelques principes accessoires, mais les menus avantages de ces substances sont loin de contrebalancer l'action nocive de l'alcool. Passe encore pour l'usage du vin étendu d'eau, pour celui de la bière légère ou du cidre léger; la grande dilution de l'alcool arrive à atténuer son action irritante, mais elle ne la supprime pas complètement. La classique abondance, si décriée dans les collèges, serait une boisson presque estimable, si l'on avait soin, suivant le conseil de Berthelot, de la préparer seulement au moment de la servir, tandis que, dans le mélange d'eau et de vin fait longtemps d'avance, l'oxygène dissous dans l'eau détruit les éléments aromatiques et sapides du vin, transformant une boisson saine et agréable en un breuvage insipide et plat. Quel dommage qu'on en dégoûte ainsi les élèves, quand il y aurait tant d'avantages à leur en donner le goût et l'habitude.

Les *eaux-de-vie* et les *liqueurs,* quelle que soit leur provenance, sont toutes franchement nuisibles; leur usage même modéré ne va pas sans inconvénients, et tout le mal qu'on peut dire de l'alcool leur est de tous points applicable. C'est une grosse erreur que de croire que la qualité supérieure de quelques-uns de ces produits peut les rendre inoffensifs et que les « bonnes marques » offrent une garantie d'innocuité: la fine champagne ne vaut guères mieux pour la santé que la vulgaire eau-de-vie des cabarets. A la table d'hôte d'une des stations d'eaux minérales les plus fréquentées par les goutteux et les graveleux, un des convives, dont la face enluminée et la faconde inépuisable avaient égayé le festin, s'était fait apporter au dessert une bouteille du produit de ses caves, et en s'en servant une bonne rasade: « Les médecins, s'écria-t-il, les médecins nous défendent l'alcool, quoique eux-mêmes ne s'en privent pas; ils prétendent que c'est un poison. C'est bien possible pour les mauvais produits qu'on rencontre partout et qui n'ont d'eau-de-vie que le nom; mais qu'un bon petit verre de fine champagne de Cognac ou d'Armagnac puisse faire du mal à personne, je le conteste. Et quand cela serait, ajouta-t-il en faisant claquer sa langue, je n'en continuerais pas moins à en prendre à la fin de chaque repas; j'en serais quitte pour venir ici tous les étés réparer les dommages de toute une année de jouissances. » Un assentiment presque unanime montra que cette morale ne manquait pas d'adhérents.

Les liqueurs dites naturelles (eau-de-vie, rhum, kirsch, noyau) contiennent des produits qui se forment pendant la fermentation et la distillation et plus tard au contact de l'air ; ces produits qui leur donnent, ainsi qu'aux vins, leur bouquet particulier, si recherché des gourmets, ont tous des effets plus ou moins nuisibles. Pire encore est l'influence des liqueurs artificielles qu'on confectionne par l'adjonction à l'alcool d'essences empruntées à diverses plantes ou même d'essences artificielles que la chimie fabrique de toutes pièces avec un luxe et une prodigalité qui en multiplient la diffusion. La liste serait longue de toutes ces liqueurs qui nous inondent, depuis les plus vulgaires qu'on débite à foison sur les comptoirs de tous les cabarets, jusqu'aux plus distinguées qui font la fortune de quelques marques privilégiées, sans oublier celles qui se couvrent de vraies ou fausses garanties monastiques, celles que certaines ménagères préparent elles-mêmes sans que cette origine respectable puisse en supprimer les dangers, celles aussi des préparations pharmaceutiques qui, sous les noms de vins ou d'élixirs, servent à faire passer des médicaments qu'il y aurait tout avantage à administrer sous d'autres formes.

Maintenant, même dans les classes dites élevées, on met de l'alcool ou des liqueurs dans tout, dans les sauces, dans les aliments, dans les pâtisseries, dans les dragées, dans les bonbons, et il devient presque impossible de s'en défendre. On en prend avant les repas à titre d'apéritifs, pendant les repas en vins qu'on multiplie en les variant pour reculer les limites de la satiété, après les repas en liqueurs diverses ; c'est l'intoxication à jet continu.

Dans certains quartiers de Paris, les débits de boissons occupent tous les carrefours, ils se succèdent en files ininterrompues dans les rues ou sur les boulevards ; et, comme si l'on ne pouvait exposer les fidèles de l'alcool à en être privés pendant une seule heure, voilà que, sur certaines lignes de chemins de fer, les trains de banlieue sont pourvus de wagons-bars où les apéritifs et autres spiritueux coulent à flot.

Parmi toutes les liqueurs dont on use et abuse, les liqueurs aromatiques sont doublement funestes, par l'alcool qu'elles contiennent souvent à l'état concentré et par les essences qui y sont incorporées. Ces essences (anis, fenouil, badiane, mélisse, thym, arnica, gentiane, amandes amères, etc., etc.) sont toutes éminemment toxiques et revendiquent une grande part dans la nocuité de boissons que, bien à tort, on considère souvent comme plus douces, plus accessibles aux femmes et aux enfants.

Entre toutes, il faut signaler et condamner la liqueur d'absinthe, en raison de l'effroyable abus qu'on en fait et aussi en raison de ses propriétés convulsivantes particulières : il n'est pas rare d'observer des attaques d'épilepsie qui n'ont pas d'autre cause et, comme complément de ces attaques, des impulsions homicides ou des perversions morales. Suivant les conclusions votées à l'unanimité par l'Académie de médecine en 1903 dans une nouvelle campagne contre l'alcoolisme, toutes les essences, naturelles ou artificielles sans exception, ainsi que les substances extraites incorporées à l'alcool ou au vin, constituent des boissons dangereuses et nuisibles ; le danger de ces boissons résultant tout à la fois des essences et de l'alcool qu'elles renferment, elles mériteraient, quelle que soit leur base, d'être proscrites ; il faut signaler en particulier le danger des apéritifs : le fait que ces boissons sont prises à jeun, avant les repas, rend leur absorption plus rapide et leur toxicité plus considérable. La Société médicale des hôpitaux, à l'instigation de Jacquet, a affirmé une fois de plus en 1906 que l'absinthe est une des principales causes de déchéance et de mortalité et elle a invité les pouvoirs publics à interdire la fabrication et la vente de cette liqueur ; la Ligue nationale contre l'alcoolisme a organisé une pétition contre l'absinthe qui se couvre de signatures. Qu'a-t-on obtenu cependant ? Il y a bien eu, en 1900, un amendement Vaillant d'après lequel le gouvernement interdirait par décret la fabrication, la circulation et la vente de toutes essences reconnues dangereuses et déclarées telles par l'Académie de médecine ; mais je ne sache pas que cette louable initiative ait été couronnée de succès. Entre temps, le débit de l'absinthe avait plus que quintuplé en 16 ans : il avait passé de 40 994 hectolitres eu 1884, à 208 931 hectolitres en 1900, chiffres officiels ! et il est bien douteux qu'il ait diminué depuis cette époque. Qu'attendons-nous pour suivre le bon exemple que viennent de donner quelques-uns de nos voisins ? La population suisse a organisé un pétitionnement pour inviter le conseil fédéral à interdire la fabrication et le débit de l'absinthe, ce qu'ont fait d'ailleurs d'emblée les deux cantons de Vaud et de Zug ; entre temps, le Parlement belge votait à une énorme majorité la même mesure. A la bonne heure ; malheureusement nous n'en sommes pas encore là.

Ce n'est pas tout : voici qu'à nos boissons indigènes, nous en avons ajouté d'autres dont nous sommes allés chercher les éléments en Arabie, en Chine et ailleurs. Le *café* et le *thé* sont entrés dans nos usages courants ; la consommation qu'on en fait sous toutes les formes a plus que quintuplé au cours du siècle dernier. Ce sont assurément des boissons très agréables qui, prises à doses modérées, peuvent avoir quelques avantages ou du moins ne présentent pas de trop gros inconvénients ; mais l'abus qu'on en fait souvent a des dangers qui, pour être moindres que ceux de l'alcool, n'en sont pas moins réels ; aussi ai-je proposé de les appeler les *satellites de l'alcoo-*

lisme, pour marquer que, compagnes ordinaires de l'alcool, elles concourent à en augmenter les effets.

L'habitude de prendre du café à la fin des principaux repas est devenue presque générale, et ceux-là croient être sobres qui n'en prennent qu'au repas de midi. Cependant la simple petite tasse à café, dont on ne se contente pas toujours, n'est déjà pas inoffensive : chez les personnes tant soit peu excitables, elle suffit pour amener des battements de cœur et une agitation générale qui se traduit par un besoin incessant de mouvement et l'impossibilité de rester en place. Tout le monde connaît l'influence du café sur le sommeil qu'il suffit à empêcher pour toute une nuit ; beaucoup de personnes s'abstiennent pour cela d'en prendre le soir, sachant par expérience qu'il leur donnerait une nuit blanche ou troublée par des cauchemars ; d'autres, au contraire, en prennent précisément le soir et même à plusieurs reprises, dans le but de pouvoir prolonger leurs veilles, et cette fâcheuse pratique est surtout répandue chez ceux qui se livrent à des travaux intellectuels et qui, par un renversement des lois de la nature, consacrent la nuit au travail et une partie du jour au repos. On a voulu faire du café une « boisson intellectuelle », et si l'on n'ose prétendre qu'elle donne de l'esprit à ceux qui n'en ont pas, on croit du moins qu'elle développe les qualités naturelles de l'intelligence et en rend la manifestation plus facile ; en tout cas, l'exaltation factice qu'elle produit est fugace, elle laisse après elle la fatigue qui est la conséquence forcée de tout surcroît de travail précipité et à la longue elle produit la dépression et l'amoindrissement des facultés cérébrales ; la neurasthénie menace les caféiques, avec tout son cortège de misères et d'ennuis.

Comme cela se produit pour l'alcool, l'usage répété et habituel du café amène une certaine accoutumance qui met généralement à l'abri des troubles immédiats du caféisme aigu ; mais, ce qui est pire encore, il entraîne alors des désordres profonds qui constituent le caféisme chronique. L'appétit se perd, les digestions sont difficiles, accompagnées de productions gazeuses abondantes et de paresse intestinale ; des troubles nerveux de toutes sortes se développent, avec insomnies persistantes, névralgies de la tête et de l'estomac, désordres de la sensibilité, démangeaisons à la surface de la peau et hallucinations des sens. L'aboutissant de cette atteinte portée à la santé générale est une cachexie spéciale, caractérisée par une maigreur excessive et une face terreuse et vieillote qui ne conserve qu'une vivacité étrange du regard. Suivant la remarque du Dr Guelliot (de Reims) qui a donné une excellente description du caféisme, Voltaire, le plus illustre des caféomanes, représente au mieux cette physionomie singulière reproduite dans l'admirable statue que l'on connaît, « il semble que Houdon ait voulu sculpter, dans cette figure étique, ces yeux brillants au regard acéré, ce sourire errant sur ses os décharnés, le type du génie caféique ».

Les enfants sont particulièrement sensibles à l'intoxication par le café ; leur tempérament, si aisément excitable, en ressent tout de suite l'action excitante ; la moindre dose suffit pour les rendre agités, impatients, insupportables, et un usage habituel, même en quantité restreinte, ne tarderait pas à produire une détérioration grave de leur santé : « c'est une obligation pour tous les papas et toutes les mamans d'interdire sévèrement le café à leurs enfants, s'ils ne veulent pas avoir de petites machines sèches, rabougries et vieilles à vingt ans » (Brillat-Savarin).

Les femmes sont aussi très sensibles à cette influence, et c'est surtout chez elles qu'on peut observer les effets propres à l'abus du café, mieux que chez les hommes, parce que le caféisme y est moins souvent compliqué d'alcoolisme, et aussi parce que, dans certaines professions qui leur sont réservées, le caféisme s'épanouit dans toute sa splendeur : les blanchisseuses, les couturières, les concierges, les cuisinières, prennent volontiers un litre et plus d'infusion de café par jour, elles en prennent dès le matin à jeun, puis après les repas et encore dans les intervalles, quelques-unes même croquent du café en grains durant la journée au grand détriment de l'équilibre de leur santé et de leur caractère ; aussi est-il commun de voir survenir chez elles de grands désordres qui affectent surtout les centres nerveux, les nerfs périphériques, l'estomac et le cœur.

Le caféisme chronique se manifeste encore à un haut degré chez ceux qui arrivent à faire du café la principale de leur nourriture, soit de façon accidentelle, par exemple chez des étudiants qui préparent un examen ou un concours, soit de façon habituelle, comme cela est d'usage, paraît-il, dans certaines populations : le Dr J.-B. Vincent, médecin de la marine, a rapporté les curieuses observations qu'il avait pu faire à l'île de Groix : là, dans presque toutes les familles, le café remplace, en temps ordinaire, tous les autres aliments sauf le pain ; la soupe au café compose les trois repas de la journée ; les enfants à la mamelle prennent alternativement le sein maternel et l'infusion de café ; les jeunes filles croquent des grains de café en travaillant. D'après les relevés de l'octroi, l'île consomme environ 40 000 kilogrammes de café par an : or, les hommes étant presque tous embarqués, cette quantité ne sert guère que pour les femmes, les enfants et les vieillards, soit environ 3 500 personnes, ce qui représente près de 11 kgr,5 par tête et fait en moyenne 32 grammes de café en grains par jour. Le résultat est de produire une population énervée, dyspeptique, privée de sommeil, présentant au summum tous les troubles dont on a vu plus haut une rapide énumération.

Sans doute, pareille débauche est relativement rare dans notre pays ; mais ce qui est très commun, c'est la monnaie de tous ces désordres avec les alternatives d'excitation et de dépression qui sont le lot ordinaire de tous les caféiques.

On croit communément que le thé est moins dangereux que le café ; erreur manifeste, c'est plutôt le contraire qui serait vrai : en effet, l'un et l'autre doivent leur influence nocive, d'une part à une huile essentielle qui leur donne leur arome particulier et qui est très toxique comme toutes les essences, d'autre part à un alcaloïde, caféine pour le café, théine pour le thé ; ces deux alcaloïdes sont chimiquement identiques et leurs effets sont très analogues, mais le thé en contient deux fois plus que le café et par suite est plus excitant.

On croit encore échapper à tout inconvénient en ne faisant usage que du thé noir, et jamais du thé vert ; le premier est certainement moins actif que le second, moins ennemi du sommeil, mais il n'est pas pour cela une boisson inoffensive.

La consommation du thé est moindre en France qu'en Chine, en Angleterre, en Russie et aux États-Unis, mais elle a progressé chez nous dans une proportion effrayante dans ces dernières années, surtout dans les classes dites élevées de la société : que de personnes en absorbent trois ou quatre fois par jour, le matin pour le petit déjeuner, après les principaux repas, et encore dans l'après-midi ou dans la soirée. L'habitude du *five o'clock tea,* que nous avons empruntée aux Anglais, est devenue générale aux réceptions des dames du monde, et elle a amené la fondation de nouveaux débits de boissons, les *tea rooms* qui commencent à pulluler dans les quartiers riches. Aussi est-ce surtout chez les mondaines qu'on rencontre les troubles imputables à l'abus du thé. Ces troubles présentent de très grandes analogies avec ceux du caféisme ; ce sont encore des désordres nerveux avec insomnie, exaltation de la sensibilité, névralgies diverses, désordres de l'estomac et des intestins, enfin des désordres circulatoires qui sont peut-être plus accusés encore que ceux qui sont dus au café : les palpitations du cœur dues à l'usage excessif du thé sont particulièrement fréquentes, et elles sont quelquefois accompagnées d'autres troubles qui pourraient faire croire à une maladie organique du cœur ou à l'angine de poitrine, mais qui ont l'heureux privilège de disparaître assez rapidement quand celui qui en est atteint est assez sage pour se soumettre à la suppression absolue de la boisson excitante.

Est-ce à dire que, devant les nombreux risques qu'entraîne l'abus de toutes les boissons dangereuses que je viens d'énumérer, la médecine doive en proscrire l'usage d'une façon absolue ? Pour atteindre un pareil résultat, elle aurait un terrible courant à remonter, et elle n'est pas assez puissante pour tenter, avec quelque chance de succès, une réforme aussi radicale ; mais ce qu'elle peut et ce qu'elle doit faire, c'est de signaler les écueils, c'est de montrer les limites très étroites au delà desquelles l'usage devient nuisible, et qui, une fois franchies, exposent à des périls d'autant plus redoutables qu'ils se dissimulent d'abord sous une apparente bénignité, tandis que lentement, sourdement, ils menacent l'économie tout entière et conduisent à la maladie. Si nous ne pouvons mieux faire, tolérons l'usage modéré, mais condamnons énergiquement l'abus.

* * *

Arrivé au terme de cette étude, je constate à regret que j'ai été entraîné à parler beaucoup plus de l'intempérance que de la sobriété. Pouvais-je faire autrement, quand je considère, ce que montre l'expérience de tous les jours, que malheureusement pour notre pays l'intempérance est bien plus répandue que la sobriété, qu'on la rencontre partout, sous des formes diverses, du haut en bas de l'échelle sociale, et que les dommages qu'elle nous cause en font un véritable péril national ? Montrer les risques et les dangers de l'intempérance n'est-ce pas d'ailleurs incliner à la sobriété les sages par la raison, les autres par la peur du mal, sentiment moins noble, mais qu'il ne faut pas dédaigner, s'il peut contribuer à ramener quelques égarés ?

La passion des excitants est le défaut, trop commun, qu'il faut s'efforcer de corriger. Sans doute, une certaine excitation est nécessaire pour l'entretien de la vie : nos fonctions ne s'exécutent que sous la sollicitation d'un excitant ; mais les excitations naturelles, celles qui naissent de besoins réels, sont suffisantes pour un fonctionnement normal, tandis que les excitations factices qu'on y ajoute sont nuisibles et entraînent des désordres. La formule soutenue par Pascault est parfaitement juste et mérite d'être méditée : « Il n'y a qu'une différence de degré entre les excitations qui font vivre et celles qui dépriment : faibles, elles créent la vie et l'entretiennent : fortes, elles l'abrègent, car tout en nous donnant pour un instant l'illusion de la force, elles nous fatiguent et nous usent. »

C'est cependant cet abus des excitants que nous trouvons dans nos régimes habituels, dans la quantité excessive de nourriture que nous ingérons, dans la qualité des aliments auxquels nous donnons la préférence, plus encore dans l'usage immodéré des boissons alcooliques et autres analogues. Par ce temps de vie surchauffée, où l'on se grise de vitesse, on croit avoir besoin de tous ces excitants pour suffire à la dépense d'activité vitale qu'on s'impose ; on ne fait que gaspiller son énergie et l'épuiser en efforts désordonnés. Quelques-uns se sont demandé si les difficultés croissantes de l'existence n'étaient pas l'origine de cet appétit des stimulants, auxquels on devrait la possibilité d'un surcroît de travail ; erreur capitale, car on n'obtient ainsi qu'une activité factice et vite épuisée. Ce n'est que par l'usage de véritables aliments de force qu'on peut obtenir la somme d'énergie nécessaire pour un travail soutenu, efficace et durable, le seul qui soit vraiment utile.

Il appartient aux moralistes de montrer la favorable influence de la sobriété sur les caractères et sur les mœurs. L'histoire, de son côté, nous apprend que les nations ont prospéré, qu'elles se sont accrues et multipliées, tant qu'elles ont mené une vie simple et laborieuse et qu'elles ont conservé des habitudes de sobriété ;

tandis que plus tard, lorsqu'elles se sont laissé entraîner par le luxe, par les plaisirs et par l'intempérance à mesure qu'elles arrivaient à la richesse, elles se sont amoindries et sont tombées dans la dépopulation et dans la décadence.

Ce que l'hygiéniste constate tous les jours, c'est que l'homme sobre est toujours dispos, qu'il ressent un bien-être physique qui le rend apte au travail, qu'il est modéré dans ses actions, calme et content; tandis que l'intempérant est le plus souvent mal en train, incapable d'une activité régulière, abattu par la lassitude qui suit tous les excès, inégal, égoïste; c'est que l'homme sobre, en conservant sa santé, a les meilleures chances pour avoir une vie longue et pour parvenir aux limites naturelles de l'existence, sans autres dommages que ceux qui résultent de l'inévitable vieillesse, tandis que l'intempérant voit souvent sa vie abrégée par des maladies auxquelles il n'oppose qu'une résistance insuffisante, et que la vieillesse, s'il y parvient, est pour lui assombrie par la défaillance précoce de ses organes et par des infirmités prématurées.

Déclarons-le hautement, nous sommes les auteurs de la plupart des maladies qui nous atteignent, en dehors des maladies épidémiques qui sont accidentelles ; nous sommes responsables de notre santé envers nous-mêmes, responsables envers ceux qui nous suivront, et à qui nous transmettrons les tares que nous aurons acquises par notre faute. Celui qui est sobre ne connaît pas ces tares et, à la satisfaction d'en être lui-même à l'abri, il joint celle, aussi précieuse, d'en préserver, autant qu'il dépend de lui, sa descendance, grâce à sa constitution saine et à ses bons exemples.

La médecine aurait une grande puissance pour introduire dans le régime habituel les réformes désirables, si le médecin était appelé, plus souvent qu'il ne l'est, à intervenir dans la manière de vivre des familles, et c'est là le plus utile service qu'il pourrait leur rendre ; car il n'est pas douteux qu'une bonne direction donnée à l'hygiène familiale a le pouvoir de corriger les dispositions héréditaires et les tendances acquises : ce qu'une manière de vivre défectueuse a engendré, une bonne manière de vivre peut le modifier et le transformer.

Il est même consolant de penser que la sobriété a une telle action sur la santé qu'elle est capable de faire disparaître les maux produits par l'intempérance : « Quand les gourmands sont devenus sobres, a dit Voltaire, ils vivent cent ans. » La nature, quand on lui vient en aide par une sage conduite, a des ressources merveilleuses, elle est médicatrice : grâce à la rénovation incessante dont l'organisme est le théâtre dans l'évolution nutritive, il est possible, avec de la bonne volonté et de la persévérance, de se défaire des défectuosités acquises et de reconquérir la santé.

CHAPITRE II

LA LABORIOSITÉ

LA LABORIOSITÉ

LE TRAVAIL

Labores manuum tuarum quia manducabis ; beatus es, et bene tibi erit (Ps. 127, 2).
Le travail est un trésor (LA FONTAINE).

A en juger par ce qu'on entend dire et par ce qu'on voit faire de nos jours, il semblerait que le travail est un fardeau insupportable, un joug qu'il est permis de secouer, une peine qu'on ne doit subir que contraint et forcé. La recherche du « moindre effort » est l'idéal qu'on présente à qui veut se rendre la vie plus commode et plus douce; et il ne s'agit pas là d'une ligne de conduite particulière à quelques actes déterminés, qui serait justifiée dans certaines circonstances; c'est une règle générale, c'est un dogme qui a ses apôtres et ses prosélytes très nombreux. Limiter le temps du travail au strict nécessaire, imposer le repos pendant une durée fixe chaque jour, chaque semaine, chaque année, sans préjudice de congés et de vacances supplémentaires, promettre la cessation du travail et la retraite à un âge fixé d'avance et le même pour tous, n'est-ce pas là le programme de nos gouvernants, l'objectif qu'on fait miroiter aux yeux des masses, l'appât qui doit réaliser le bonheur du plus grand nombre? N'est-on pas très sûr d'être écouté en proclamant que le travail est trop lourd aux épaules et qu'il n'est pas rémunérateur, comme en insistant sur les inégalités de condition qui permettent à quelques-uns le bien-être, les plaisirs et la paresse, tandis que le lot de tous les autres est le labeur continu avec des misères de toutes sortes?

Que valent, au point de vue de l'économie sociale, les règlements imposés à l'organisation du travail, comparés au principes de la liberté pure et simple? Question délicate, digne des efforts des plus sages parmi les économistes. Mais, à un autre point de vue qui a aussi son importance, celui de la santé et de la moralité, l'hygiène montre avec évidence que le travail, loin de n'être qu'une chaîne pesante dont il faut tâcher de s'affranchir, est un besoin de la nature humaine, qu'il est un devoir et qu'il est aussi un plaisir.

Sans doute, le travail, quel qu'il soit, doit être mesuré, discipliné, adapté aux forces de chaque individu et, comme toutes les activités fonctionnelles, il doit être interrompu par des intervalles de repos. Mais le repos n'est pas l'objet à poursuivre ; il n'est qu'un moyen de travail en supprimant la fatigue, mieux encore en réparant les forces et en permettant ainsi la reprise du travail.

En somme l'objectif à recommander est à peu près l'inverse de celui de tout à l'heure : au nom de la physiologie et de l'hygiène, le travail est le but, le « plus grand effort » est la conduite à encourager ; le repos n'est qu'un adjuvant du travail. Là est la règle de la vie normale ; et je voudrais établir que, loin d'être un fardeau, un joug et une peine, le travail est un besoin, un devoir et un plaisir.

Le travail a une vertu capitale pour l'individu et pour la société : il est le moyen essentiel du progrès dans toutes les branches des activités et des connaissances humaines ; la santé individuelle et la santé sociale le réclament, et la morale en attend de précieux bénéfices. Il est la loi commune des hommes, et cela s'entend, non seulement du travail manuel, mais aussi du travail de l'esprit. C'est lui qui fait les hommes utiles et les peuples estimables (Ozanam).

Or donc, comme l'a dit encore récemment un de nos meilleurs chroniqueurs médicaux, « remettons-nous au travail : le travail en dépit de toutes les lois de repos édictées par nos modernes utopistes, est encore ce que l'on a trouvé de plus propre à rendre la vie supportable et les hommes meilleurs » (Helme).

*
* *

LE TRAVAIL EST UN BESOIN

Le mouvement est nécessaire pour entretenir l'intégrité organique; sans lui, nos organes ne manqueraient pas de s'altérer dans leur structure et de déchoir dans leur aptitude fonctionnelle.

Déjà l'acte primordial de la nutrition comporte une série d'échanges et de transformations de la matière, qui se passent dans l'intimité des tissus, et ainsi les organes exécutent un travail qui maintient leur constitution et assure leur activité. Mais, en dehors de ce travail inconscient, le besoin d'autres mouvements, cette fois volontaires, se fait sentir, sorte d'appétit qui a pour objet, d'une part de stimuler les mutations nutritives et par elles d'entretenir la chaleur animale, d'autre part de développer les puissances énergétiques.

Ce besoin naturel de mouvement est une sensation intime qui se manifeste avec évidence dès le jeune âge: comme les petits oiseaux, au lever du soleil, s'élancent de leur nid et parcourent les airs en chantant, de même les enfants, après une bonne nuit de repos, secouent bien vite la torpeur du sommeil et sautent à bas du lit avec des cris joyeux, excités par le besoin instinctif de remuer et de se sentir vivre.

L'exercice physique est une condition de nutrition active et, par suite, une condition de santé et de force : la nutrition est, en effet, une régénération, une sorte de création continue d'éléments jeunes et doués d'une vitalité nouvelle, qui remplacent avec avantage les éléments vieillis et usés.

Sous l'influence de l'exercice, la respiration s'accélère et devient plus ample, elle aspire une plus grande provision d'oxygène : cet oxygène, qui est un véritable aliment pour la nutrition de nos tissus comme il est l'aliment de la combustion dans nos lampes ou dans nos foyers, entretient la chaleur animale et devient le grand pourvoyeur de nos facultés agissantes. A mesure donc que nous respirons à pleins poumons l'air qui nous vivifie, nous acquérons à la fois l'énergie proprement dite, c'est-à-dire la force, et le pouvoir de la mettre en œuvre ; c'est même la sensation intime de ce pouvoir qui éveille le besoin, l'appétit du mouvement et qui rend l'exercice agréable.

L'inaction a, au contraire, l'influence la plus funeste sur la santé : à l'inverse de l'activité et de ses effets bienfaisants, elle alanguit toutes les fonctions ; car, avec la ruine des organes dont la nutrition se ralentit, elle entraîne la déchéance de leur pouvoir fonctionnel, elle est le prélude de l'impotence. La paresse n'a pas seulement pour effet l'abaissement de l'intelligence et de la volonté, elle amoindrit encore la sensibilité, la motilité; en un mot toutes nos facultés.

Le travail intellectuel n'est pas moins nécessaire pour l'entretien des facultés spirituelles que ne l'est le travail physique pour l'entretien des facultés corporelles. L'intelligence a besoin de s'exercer par la pensée, qui est son mode d'activité propre ; de même que le muscle s'accroît par l'exercice et s'amoindrit par l'inaction, de même le cerveau pensant se développe par l'activité et s'affaisse par l'inertie. Il en est d'ailleurs ainsi de toutes nos fonctions, qui ne conservent leur puissance intégrale que si cette puissance est entretenue par une activité régulière. L'activité est le stimulant indispensable de la nutrition des organes et, sans l'activité, ni les organes ni les fonctions ne pourraient continuer à vivre.

Le travail, durant tout le temps qu'il s'exécute, entraîne

une certaine dépense de matière et une certaine usure de la substance agissante : à ce point de vue, il en est de l'économie humaine comme des machines motrices, dont le travail dépense surtout du combustible, mais entraîne aussi un peu d'usure dans les ressorts.

Y a-t-il, sous ce rapport de la dépense de matière et de l'usure organique, une différence entre le travail manuel et le travail intellectuel? Grave question, délicate et troublante, qui ne mène à rien de moins qu'à se demander s'il existe une ligne de démarcation absolue entre le monde matériel et le monde spirituel, entre les activités du corps et celles de l'âme. Acceptera-t-on la réponse qu'a donnée l'illustre Lavoisier, dont le génie a, pour la première fois, posé le problème sur le terrain de l'expérimentation directe? Écoutons ce qu'en dit cet illustre savant : « Ce genre d'observation (l'étude des combustions respiratoires) conduit à comparer des emplois de force entre lesquels il semble n'exister aucun rapport. On peut connaître, par exemple, à combien de livres, en poids, correspondent les efforts d'un homme qui récite un discours, d'un musicien qui joue d'un instrument. On pourrait même évaluer ce qu'il y a de mécanique dans le travail du philosophe qui réfléchit, de l'homme de lettres qui écrit, du musicien qui compose. Ces efforts, considérés comme purement moraux, ont quelque chose de physique et de matériel qui permet, sous ce rapport, de les comparer à ceux que fait l'homme de peine. Ce n'est donc pas sans quelque justesse que la langue française a confondu, sous la dénomination commune de travail, les efforts de l'esprit comme ceux du corps, le travail du cabinet et le travail du mercenaire. »

Voilà qui est net, énoncé sans ambages, avec l'assurance que donne la claire vue des grandes vérités. Cependant la conclusion de Lavoisier était trop audacieuse et trop grave pour être acceptée sans discussion et sans contrôle ; on l'a donc soumise au contrôle expérimental : or, il faut le reconnaître, si quelques expériences ont paru d'abord confirmer la conception de Lavoisier, la plupart l'ont contredite et ont semblé démontrer que le travail intellectuel, contrairement au travail manuel, n'entraîne pas de perte de substance matérielle ou n'en entraîne qu'une perte insensible.

La séparation entre les deux modes d'activité serait-elle donc complète, absolue ? Voici que, tout récemment, la découverte sensationnelle du radium et de quelques autres corps voisins a fait mettre en doute un des dogmes physiques les mieux établis en apparence, celui qui dit : « Pas de force sans dépense de matière. » On a cru d'abord, en effet, que le radium émettait des rayons lumineux et calorifiques indéfiniment, sans se consumer, sans rien perdre de son poids ; mais plus tard on a constaté qu'il y avait une certaine perte de poids, très petite, quasi insignifiante, mais pourtant réelle. Eh bien, en serait-il ainsi pour les phénomènes psychiques, et ceux-ci, comparables aux émissions du radium, se produiraient-ils sans dépense matérielle appréciable ou avec une dépense tout à fait minime ? Pourrait-on assimiler le cerveau à un corps radio-actif, la pensée à une émission radio-active provoquée par les émotions ? Gros problème, trop gros problème : *Experientia fallax, judicium difficile,* disait Hippocrate. Passons et reprenons pied sur la terre ferme.

Le travail, avons-nous dit, entraîne une certaine consommation de matière et une certaine usure des organes. Au bout de quelque temps, les réserves de matériaux s'épuisent et les organes sont en souffrance ; alors survient une sensation particulière de détresse, qui constitue la fatigue : la fatigue n'est autre chose que la sensation du besoin de réparation des pertes subies par l'économie et du besoin de restauration des facultés.

La fatigue est-elle une chose fâcheuse et convient-il de chercher à l'éviter ? Est-elle nuisible à la santé ? La question est d'importance, à cause des conséquences plus ou moins légitimes qu'on en peut tirer. En réalité, cela dépend du degré de la fatigue, de son intensité : elle n'a guère que des avantages, quand elle est modérée ; elle a de sérieux inconvénients, quand elle est excessive. Il y a donc une bonne fatigue et une mauvaise fatigue.

La bonne fatigue, celle qui résulte d'un travail mesuré, exécuté sans trop de hâte, sans tension intellectuelle ou physique excessive, éveille deux sensations, celle du besoin de nourriture et celle du besoin de repos : elle invite à prendre des aliments pour remplacer le déficit qui résulte des dépenses matérielles, à prendre du repos pour réparer la puissance active épuisée par le travail, pour détendre les muscles raidis par l'effort ou le cerveau raidi par l'application. Mais ces deux besoins n'ont rien de pénible, ils sont même agréables, comme le sont tous les appétits quand ils peuvent être satisfaits : n'y a-t-il pas une réelle jouissance à se mettre à table quand l'estomac demande la nourriture, à s'allonger dans le lit et à s'endormir quand les membres désirent s'abandonner, quand les paupières, lourdes de sommeil, refusent de rester ouvertes à la lumière ? Dès que la restauration est faite et que l'économie a réparé ses forces, il faut reprendre le travail, dont le besoin se fait de nouveau sentir, aussitôt que l'aliment et le repos ont accumulé dans la machine de nouvelles provisions d'énergie. Ainsi doit se passer toute la vie, avec des alternatives sagement mesurées de travail et de repos, tous les deux conditions essentielles de santé et de vigueur.

Il est avéré que la puissance de travail et l'aptitude à le bien exécuter s'accroissent par l'exercice, et qu'en même temps la fatigue que produit le travail tend à diminuer : ce sont là les grands bienfaits de ce qu'on appelle l'entraînement. A mesure qu'on répète un même acte, l'effort nécessaire pour l'accomplir devient moindre, et l'acte lui-même est mieux exécuté ; on arrive, en effet, par l'habitude du travail, à faire aisément et bien des besognes qui d'abord étaient pénibles et mal faites. Le débutant dans la gymnastique, dans la boxe ou dans l'escrime, le rameur inexpérimenté, l'apprenti menuisier ou forgeron, comme aussi le novice dans la philosophie et dans les sciences, tous payent leurs débuts d'une courbature dans les muscles ou dans le cerveau ; mais s'ils persévèrent en efforts prudemment gradués, ils seront eux-mêmes bientôt étonnés de la somme de travail qu'ils pourront fournir, avec moins de peine et plus de succès. Le bénéfice de l'entraînement, en développant la valeur fonctionnelle des organes, est d'arriver au maximum de travail avec le minimum de fatigue (Lagrange). Voilà la récompense promise à la persévérance dans le travail et le prix réservé aux laborieux.

Le travail est-il d'ailleurs aussi fatigant qu'on le dit ? S'il n'est pas disproportionné aux forces de l'individu, s'il n'est pas accompli trop hâtivement, s'il n'exige pas l'activité continue des mêmes organes ou une trop forte tension d'esprit, il peut se prolonger presque sans interruption, sauf les répits réservés au sommeil et aux repas. Ne voit-on pas, pendant la période des vacances, les enfants et les jeunes gens se livrer aux jeux et à différents exercices durant toute la journée et n'en éprouver que la bonne fatigue qui leur assure une longue nuit de sommeil? En quoi le travail imposé par les exigences de la vie diffère-t-il de cette activité, sinon en ce qu'il est appliqué à un objet obligatoire, en ce qu'il est commandé et plus ou moins contraint, en ce qu'il est subi au lieu d'être librement voulu? Non, le travail n'est pas plus fatigant qu'il ne faut, quand il est exécuté avec modération, avec calme, avec joie si possible, et surtout sans répugnance et sans souci. Ce qui fatigue et ce qui use, ce sont les ennuis, les préoccupations, les inquiétudes, les déboires. Charcot disait que le travail (il parlait du travail intellectuel) est un tonique, et il devait s'y connaître par la longue expérience qu'il en avait acquise. Il est certain que le travail, surtout celui qui plaît, est un excitant de la vie; qu'il tient en éveil toutes les activités de l'économie vivante et qu'il les développe par l'entraînement; mais il faut se garder de la hâte excessive et de « l'emballement » qui est un des travers de notre époque.

La mauvaise fatigue, celle qu'il faut éviter, résulte d'un travail excessif, plus encore d'un travail précipité. Notre siècle pourrait s'appeler le siècle de la vitesse : il semble que, pour tout ce qu'on fait, on ait hâte d'en finir ; quand on part, on voudrait déjà être arrivé ; on ne se donne plus le temps de rien faire avec modération ; notre machine est assujettie, comme les machines mécaniques dont nous nous servons, au régime de la grande vitesse : on court au lieu de marcher, on ne fait que tordre et avaler au lieu de mâcher, on n'appelle plus les choses par leur nom, mais seulement par leurs initiales ou par leur première syllabe ; que sais-je, on veut tout de suite la fin, sans s'attarder aux moyens ; on est arriviste en tout, autant dans l'accomplissement des actes fonctionnels que dans la poursuite de la fortune et des honneurs. Tout cela n'est guère hygiénique, et le résultat qu'on est sûr d'obtenir, parfois à défaut des autres, c'est le surmenage, quand ce n'est pas pire encore, la culbute.

L'organe surmené ne se maintient plus ou ne se répare plus normalement, les éléments qui le composent, excités au delà de la mesure, s'altèrent : les muscles, par exemple, tantôt se raidissent et sont le siège de contractures, comme dans la crampe des écrivains ou des pianistes, tantôt se relâchent par épuisement et deviennent impuissants à répondre aux incitations de la volonté. Ainsi le travail excessif, au lieu de stimuler la nutrition et d'accroître l'activité fonctionnelle, trouble la nutrition et met en désordre la fonction ; et, tandis qu'un entraînement bien conduit pouvait amener une augmentation de puissance et un accroissement de production, le surmenage abaisse la valeur et diminue le rendement utile. Qu'il s'agisse de travail physique ou de travail intellectuel, le résultat final est le même, déchéance progressive ou anéantissement précoce : l'ascensionniste fourbu ne peut plus faire effort pour atteindre le sommet qu'il est près de toucher, le soldat épuisé devient aussi incapable de se défendre que d'attaquer, le philosophe poursuit en vain un raisonnement qui lui échappe, le poète et le romancier voient s'éteindre toute inspiration. La fonction s'anéantit, parce que l'organe surmené a perdu son pouvoir.

En somme, le travail, nécessaire à l'entretien de la vie, est salutaire quand il est proportionné à la puissance fonctionnelle ; il devient nuisible quand il dépasse l'aptitude et la résistance fonctionnelles, et il aboutit au surmenage, qui est la ruine de la fonction.

J'incline à croire cependant que les dommages causés par l'excès de travail sont moins grands et surtout moins communs que ceux qui résultent de l'insuffisance de travail. Un de mes maîtres, en signalant les excès de toutes ortes comme causes d'un grand nombre de maladies, e manquait jamais d'ajouter : « les excès de toutes ortes, parmi lesquels les excès de travail sont les moins uisibles. »

Où sera la mesure ? Est-il possible de la fixer, ainsi ue l'ont tenté nos législateurs, invariable, dans la journée de huit heures, à laquelle on aspire comme à la terre romise ? Illusion : l'égalité est trop loin d'exister, sous e rapport et sous tant d'autres, entre les membres de 'espèce humaine ; il est trop évident qu'il y a des faibles à côté des forts, des infirmes à côté des vaillants, es mal doués à côté des privilégiés. Comment soumettre tous ces inégaux à une commune mesure et que valent es moyennes en pareille occurrence ? Ici l'âge, le sexe, a race, le climat, les habitudes, le régime alimentaire, e genre de vie, la valeur corporelle ou spirituelle, out cela exerce une influence capitale sur la capacité de ravail.

La mesure de la durée du travail n'est pas d'ailleurs plus importante que celle de l'effort déployé pendant ce emps, que celle de la dépense d'énergie nécessaire à chaque genre de travail, sans parler même de la nature du ravail qui peut être favorable ou nuisible à la santé, varié ou toujours le même, agréable ou ennuyeux ; toutes ces conditions, si différentes, comportent des exigences particulières qu'il faut se garder de généraliser et qui sont aussi nombreuses qu'il y a de métiers ou de professions.

En règle générale, l'hygiène dit : Travailler le plus possible, dans la mesure compatible avec la santé, suivant les forces et les aptitudes individuelles, et développer la capacité de travail par l'entraînement.

L'hygiène dit encore : Ne renoncer au travail que le plus tard possible, quand la vieillesse, les infirmités ou la maladie en ont rendu l'exercice impraticable. Cet état d'infirmité serait réellement une exception ou n'arriverait qu'à un âge très avancé, si on ne le favorisait, sans raison, par la suspension volontaire du travail. On aspire à cesser de travailler, à se retirer des affaires, à vivre de ses rentes, à prendre sa retraite ; et pourtant, de bonne foi, connaît-on métier moins enviable que celui de rentier ou de retraité, pour un homme valide et doué d'une intelligence active? Y a-t-il situation plus pitoyable que celle du désœuvré qui se demande, tous les matins, quel emploi il pourra faire de sa journée et comment il arrivera à « tuer le temps ? » Avant d'accepter la retraite, on devrait s'assurer de nouvelles occupations et ne laisser aucun temps à l'inaction : il ne manque pas d'œuvres utiles de quoi remplir l'existence de tous ceux qui ont des loisirs et de quoi faire profiter tant d'autres qui ont besoin d'assistance.

*
* *

Le travail est un devoir.

Dieu a dit au premier homme : « Tu gagneras ton pain à la sueur de ton front. » L'homme a le devoir de travailler pour mériter de vivre, soit en assurant sa subsistance, soit en faisant œuvre utile à lui-même ou aux autres.

Le travail est une loi de nature, et tous les animaux s'y livrent suivant les règles auxquelles ils se soumettent par instinct. C'est merveille de voir la somme d'énergie que dépensent certains animaux, quand on la compare à la masse de leur corps et à l'exiguïté de leurs moyens d'action : une abeille, une fourmi, un insecte minuscule représente un accumulateur perfectionné, doué d'une puissance extraordinaire, et on ne sait ce qu'on doit le plus admirer, de la valeur ouvrière de ces petits êtres et de la perfection de leurs œuvres, ou de l'idée directrice qui préside à l'exécution de leurs travaux, ou de l'harmonie qui règne entre tous les membres de leurs laborieuses sociétés. Dans ces républiques, le travail est imposé à tous, et chacun a sa tâche particulière à remplir ; on n'y tolère ni les oisifs, ni les inutiles, ni les paresseux. Il suffit de lire les si intéressantes descriptions que certains naturalistes nous ont données des mœurs des insectes pour voir, à la honte de l'espèce humaine, que nous aurions plus d'un modèle à emprunter à ces êtres inférieurs, que leurs instincts pourraient souvent servir de guides à notre raison, et qu'à nous écarter de la nature sous la poussée de la civilisation, nous avons parfois plus à perdre qu'à gagner.

L'homme est destiné au travail et il ne peut s'y soustraire sans encourir un dommage : celui qui ne fait pas chaque jour un exercice régulier et suffisant ne doit pas s'attendre à conserver longtemps une bonne santé ; les exemples de longévité sont beaucoup plus fréquents chez ceux qui mènent une existence laborieuse et qui la maintiennent telle aussi longtemps qu'ils le peuvent, que chez les désœuvrés et les oisifs, qui évitent tout ce qui est travail actif et mouvement spontané.

Sous toutes les formes, le travail a son but utile : l'agriculteur sème et récolte le blé qui nourrira la famille, le maçon dispose la pierre et le ciment qui formeront l'habitation, le philosophe et le savant éclairent et disciplinent l'intelligence, l'artiste et le poète apportent dans la vie une part d'idéal. Ainsi chacun donne sa contribution à l'œuvre commune, et le travail n'est pas seulement utile à celui qui l'accomplit, il sert à la société tout entière, il lui fournit la nourriture, l'abri, le vêtement, il répond aux besoins de l'esprit et du cœur, il dispense même l'amusement. Le salaire est la juste rémunération du service rendu ; celui qui le reçoit est l'égal de celui qui le donne. Ce salaire doit assurer l'entretien du travailleur, et le moins qu'il puisse apporter est de le faire vivre.

Le travail est obligatoire. Si l'obligation n'est pas formulée par les lois civiles, où elle ne ferait pas moins bonne figure que l'obligation du repos, elle est profondément empreinte dans la conscience humaine : la paresse est un des vices que, de l'aveu universel, on blâme et on réprouve, et l'épithète de fainéant est peut-être la pire injure que le travailleur trouve à appliquer à celui qu'il méprise. D'ailleurs, en dépit des entraves que, de divers côtés, on apporte à son exercice, Dieu merci ! le travail ne cesse pas d'être honoré, et le titre de travailleur d'être porté comme un titre de noblesse.

Celui que la fortune a favorisé et qui n'a pas besoin de son travail pour vivre n'en doit pas moins à la société le produit de ses facultés actives : quand on n'a pas à travailler pour soi, on doit travailler pour les autres ; il ne faut pas, dans la communauté humaine, de membre inutile : celui-là, s'il existe, consomme, sans l'avoir gagné, une part du bien commun et en prive ses semblables.

Le travail est donc, tant au point de vue social qu'au point de vue individuel, aussi bien sous le rapport moral que sous le rapport physique, un devoir essentiel, dont l'hygiène, ici comme toujours d'accord avec la morale, montre l'absolue nécessité et la rigoureuse obligation. On a même le devoir de travailler le plus qu'on peut, pour soi-même et pour les autres : le sage n'est satisfait que lorsqu'il a rempli toute sa tâche, parcouru sa carrière sans défaillance, donné aux siens et à la société toute l'œuvre utile qu'il est capable de produire.

Tout travail vraiment bon a son utilité. Rien ne se perd, dit-on, dans l'ordre matériel, et cela n'est pas moins vrai dans l'ordre moral : il est salutaire et encourageant de croire que toute bonne pensée ou tout bon exemple, aussi bien que tout bon ouvrage, produit un résultat utile, dans le présent ou dans l'avenir. Toute œuvre dont le but est utile a sa dignité et sa noblesse ; aucune n'est basse ni humiliante, dès lors qu'elle est utile.

Si l'oisiveté est la mère de tous les vices, comme dit le proverbe, le travail, au contraire, est un des plus puissants moyens pour préserver des vices ou pour les combattre ; quand l'attention est fixée à une besogne attachante, l'imagination n'est guère exposée à vagabonder en rêveries malsaines ; tout au contraire, par le travail, l'esprit incline au beau et au bien et se repose dans la satisfaction du devoir accompli. Rien n'est plus salutaire pour le corps et pour l'âme, que de donner au travail toute l'application dont on est capable, et rien n'est plus fécond en résultats utiles ; aussi l'éducation devrait-elle tendre par-dessus tout à développer cette qualité de l'application, qui élève au plus haut point la puissance du travail et lui fait porter tous ses fruits. *Age quod agis,* fais ce que tu fais ; ce précepte, qui était inscrit en grosses lettres dans une des cours de la pension où j'ai été élevé, invitait, il est vrai, à bien jouer pendant les récréations, mais aussi à bien travailler pendant les heures d'étude. Au cours de la vie, c'est encore cet excellent précepte qui engage à s'appliquer à tout ce qu'on fait et à tâcher de le bien faire, à développer toutes ses facultés, sa volonté, sa sensibilité, son activité, à bien penser et à bien dire, en un mot à tendre, d'un effort persévérant, à produire de bonnes œuvres, utiles aux autres et à soi-même.

*
* *

Le travail est une joie.

C'est avec plaisir que le laborieux se remet, dès le matin, à la tâche commencée la veille; d'abord il regarde l'œuvre déjà accomplie, il y rattache le travail à faire, et puis, avec entrain, il en poursuit l'exécution.

Si la besogne elle-même ne va pas toujours sans embarras ou sans ennuis, en revanche, elle ne manque pas d'apporter une intime satisfaction, quand elle est terminée et qu'elle a été bien exécutée : quelles que soient son importance et sa valeur particulières, elle porte en soi une jouissance réelle pour celui qui en est l'auteur. La besogne la plus modeste ne laisse pas d'être plaisante quand elle est faite avec soin et qu'elle est réussie : le laboureur est content quand il a tracé le sillon bien droit, et l'ouvrier qui a conscience d'avoir fait de son mieux un bon ouvrage, et tous ceux qui, avec leurs mains ou avec leur tête, ont travaillé loyalement. Aucun prix ne vaut, pour le chercheur, l'émotion qu'il ressent quand il croit avoir découvert une part, ne fût-ce qu'une minime parcelle, de vérité.

Les enfants montrent, de très bonne heure, le goût instinctif qu'ils ont pour le travail. Les préférences des petits vont d'ordinaire aux œuvres manuelles et, dans leurs jeux, ils préfèrent toujours, aux jouets plus ou moins compliqués qu'on leur offre, les pelles, les seaux et les râteaux qui vont faire d'eux des terrassiers, des maçons ou des jardiniers, plus tard des ingénieurs qui entreprennent des travaux d'irrigation ou de drainage, qui construisent des moulins ou des ponts ; dans l'adolescence, ils deviennent des savants, des philosophes et des artistes qui ne reculent devant aucune difficulté, quand il s'agit de résoudre les problèmes les plus ardus de la physique ou de la morale, de composer des romans ou des drames, tandis que les petites filles s'appliquent à vaquer aux occupations du ménage ou à confectionner des toilettes pour leurs poupées. Dans ce semblant de travail, tout est joie : quelle fierté pour un pâté de sable ou un fort bien réussi, pour une roue qui tourne ou un bateau qui marche dans un cours d'eau obtenu à grand'peine, pour une poupée affublée de chiffons et qui ressemble à une grande dame. Tous ces jeux de la jeunesse figurent, en raccourci, les travaux que les grands enfants de l'âge mûr auront à accomplir par nécessité ; ils n'en diffèrent, je le répète, qu'en ce qu'ils sont volontaires et libres, au lieu d'être obligatoires et forcés, en ce qu'ils sont désirés comme un amusement au lieu d'être subis comme une peine.

Le vrai travail, le travail utile a ses attraits quand on s'applique à le bien faire. On ne saurait pourtant dissimuler que, pour la grande masse des travailleurs, les changements apportés aux œuvres manuelles ont contribué, pour une grande part, à amoindrir l'agrément du travail, en restreignant l'initiative de l'ouvrier et l'intervention de ses facultés. Les immenses progrès réalisés dans la construction des machines ont conduit à remplacer, pour la plupart des objets fabriqués, la main de l'homme par des appareils mécaniques, et, d'un autre côté, la division du travail a limité la part dévolue à chacun des travailleurs. Ces deux conditions, dont les avantages économiques ne sont pas contestables, ont, en revanche, de sérieux inconvénients : l'ouvrier est maintenant rivé à une besogne souvent très mince et toujours la même. Par combien de mains différentes a passé une épingle avant d'être achevée ? Combien d'ouvriers ou d'ouvrières ont été employés pour la confection d'une chemise, d'un habit ou d'une robe Et il en est de même pour tous les ouvrages manuels, et même pour quelques-unes des œuvres de l'esprit. A ce compte, chaque collaborateur fournit une plus grande somme de travail et acquiert une plus grande dextérité dans sa tâche limitée ; mais quelle monotonie ! L'intérêt s'use bien vite à faire, durant plus de trois cents jours par an, la même besogne. Où sera le stimulant qui soutient et encourage ? Où sera la satisfaction quand l'œuvre est terminée, de s'en attirer le mérite ? On a été dix ou vingt et plus à contribuer à la même œuvre, et personne ne peut la dire sienne. L'ouvrier est devenu un automate qui fait tout le temps le même geste ; il n'y a presque plus d'ouvriers complets sachant faire tout ce qui concerne leur état ; s'il y en a encore quelques attardés, c'est parmi eux qu'on trouve parfois de véritables artisans et même de vrais artistes, amoureux de leur travail et produisant, au lieu d'un objet quelconque fabriqué à la grosse, une pure œuvre d'art, un bijou d'exécution, qui coûtera, il est vrai, vingt ou cent fois plus cher que l'objet fabriqué à l'usine ou coulé dans le moule, mais qui vaudra son prix.

Ce n'est pas tout. L'exercice continu d'une seule fonction laisse toutes les autres fonctions dans l'inertie et les mène à la déchéance : rien n'est plus propre que ce travail uniforme à anéantir la volonté, cette faculté maîtresse qui commande à toutes les autres, et à lui substituer une sorte d'automatisme inconscient, qui ressemble plus à l'effet d'un ressort qu'à un acte réfléchi ; le cerveau ne travaille plus, la main seule se meut, mise en mouvement par une action réflexe. Autre dommage : le même geste, constamment répété, surmène l'organe qui l'exécute et y entraîne des désordres fonctionnels ; chaque métier a ainsi des maladies professionnelles qui ne reconnaissent pas d'autre cause.

Les professions manuelles n'ont pas seules le privilège de ces inconvénients ; les professions libérales n'y ont pas échappé, depuis que la spécialisation à outrance a envahi toutes les carrières : par exemple, la médecine tend à se partager en autant de branches que le corps humain compte d'appareils et même d'organes ; on demande des médecins spéciaux pour l'estomac, pour le foie, pour les poumons, pour le cœur, etc., etc. Sans doute, par les progrès incessants qu'elle a réalisés, la science médicale est devenue tellement vaste qu'une existence entière ne suffirait pas pour en parcourir l'immense domaine dans toutes ses parties, et la division du travail est, ici comme ailleurs, une condition qui a ses avantages ; mais la solidarité qui unit tous les appareils et l'unité qui en résulte ne permettent pas, sans des risques fâcheux, l'émiettement auquel on se laisse entraîner : à regarder le ciel par un petit trou, on distingue peut-être mieux chaque étoile, mais on perd de vue l'ensemble et la vaste étendue du firmament.

Tout travail bien fait contient de la satisfaction et du contentement pour celui qui l'exécute ; il suffit de savoir les y trouver. Un fardeau est lourd à porter quand, avant même de l'avoir soulevé, on se persuade qu'il est trop pesant pour les épaules et qu'on en prend la charge avec répugnance ; mais il devient léger quand on l'aborde de bon cœur, qu'on l'enlève avec entrain et qu'on l'accepte avec plaisir. On vient à bout de la besogne la plus fastidieuse, sans ennui et sans qu'on y pense, quand on la fait en chantant ; le rythme musical entraîne les membres dans le mouvement et le fait exécuter sans effort. Quand, après une longue marche, la fatigue commence à se faire sentir, un couplet bien cadencé relève le pas et donne une nouvelle vigueur.

Si la gaieté pouvait aussi joindre sa note à celle de la musique, si la conversation avec son infinie variété venait occuper et distraire l'intelligence, les travaux uniformes paraîtraient moins monotones. On ne prescrit pas la gaieté, mais on peut la favoriser en encourageant le chant et la musique dans les écoles, et en les associant aux exercices de la jeunesse et aux travaux des ateliers.

Ce ne sont là, pourtant, que moyens accessoires de combattre l'ennui qui naît de l'uniformité ; le vrai moyen de rendre le travail agréable et d'éviter la lassitude, c'est la variété : en changeant les occupations, on peut les multiplier sans dommage. Des mouvements qui mettent en jeu successivement des muscles différents n'ont aucun des inconvénients qui résultent de l'activité prolongée d'un même groupe musculaire ; de même le cerveau se détend de l'effort d'un travail intellectuel, par l'application à un autre objet ou par un exercice physique.

*
* *

Après le travail, doit venir le repos, qui en est à la fois

l'aide et la récompense : l'aide, en réparant la fatigue et permettant de nouveaux efforts, la récompense par les jouissances qu'il assure à celui qui a travaillé. Il répond, au surplus, à une loi générale, qui s'applique à toutes les activités des êtres vivants ; les fonctions les plus continues en apparence, comme la circulation et la respiration, présentent des temps d'arrêt durant lesquels les organes se reposent : chaque révolution des mouvements du cœur est suivie d'une pause dont la durée représente le tiers de la durée totale d'une révolution de l'organe, en sorte que le cœur se repose le tiers du temps ; de même, chaque mouvement d'inspiration et d'expiration est suivi d'une suspension momentanée des phénomènes mécaniques. Le travail volontaire ne fait pas exception à cette loi.

Le repos est un besoin après le travail ; ce besoin se traduit par une sorte d'appétit qui invite à la cessation de l'effort ou au sommeil. Quand le travail n'a pas excédé les forces et qu'il a seulement épuisé les réserves d'énergie disponibles, le besoin de repos n'a rien de pénible et on éprouve une agréable sensation à le satisfaire.

Ce n'est pas seulement en cessant de travailler qu'on se repose, ce peut être en se donnant une distraction ou un plaisir, qu'on appelle quelquefois un délassement ; c'est même en se livrant à un travail différent de celui qui a amené la fatigue : la variété des exercices permet de

ournir une somme de travail plus considérable que ne le
erait un exercice unique longtemps prolongé.

Que le repos est bon après une journée bien remplie, t qu'elle est grande la satisfaction de l'avoir bien gagné! près une longue tâche laborieusement accomplie, quelle oie de se dire : je vais donc enfin pouvoir me reposer ou ne distraire, m'offrir un voyage, une soirée au théâtre, u simplement une journée de repos complet! Les noyens les plus simples suffisent pour satisfaire à ce esoin, une promenade flâneuse, une soirée de bonne nusique : « Je ne connais, disait un de mes maîtres, rien e tel qu'une sonate de Mozart pour reposer l'oreille de auscultation. »

Mais les travailleurs seuls connaissent ce bonheur et pprécient ce qu'il vaut ; ils savent quelle jouissance prouve celui qui, après un long et pénible labeur, s'abandonne au bien-être d'un repos chèrement acheté. Ni les aresseux, ni les oisifs, ni les gens de plaisir ne peuvent oûter les bienfaits du repos gagné par le travail ; et, quant ux soi-disant plaisirs des mondains qui ne font rien ou qui nènent la « grande vie », ils sont souvent loin de donner autre chose que des apparences : combien, parmi ces ésœuvrés ou viveurs, ne font que tromper leur ennui et e promener partout avec eux.

Tous ces oisifs et gens de plaisir ont-ils même droit au

repos ? « Nous admettons, a dit quelque part Roosevelt, tous les plaisirs honnêtes et légitimes, pourvu que leur recherche ne soit pas la principale occupation de l'homme, et nous croyons fermement au bien que peuvent faire des hommes de loisirs, s'ils occupent ces loisirs à un travail sérieux, politique, philanthropique, littéraire ou artistique. Mais une classe de gens dont les loisirs sont simplement remplis par l'oisiveté est une malédiction pour la société. » Le droit au repos n'appartient qu'à celui qui a travaillé. De quoi se reposerait celui qui n'a rien fait, l'oisif qui a passé la journée inutilement dans des passe-temps improductifs, frelon qui a consommé le miel amassé par l'abeille laborieuse, parasite qui ne vit que du travail des autres ?

Le sommeil est le repos par excellence : un sommeil calme, celui de l'enfant, que quelques privilégiés connaissent à tout âge, est une douce chose après le travail : « Quand je dors, dit Cervantès par la bouche de Sancho Pança, je n'ai ni crainte ni espérance, ni trouble ni joie, et béni soit celui qui inventa le sommeil : c'est le manteau qui couvre la pensée humaine, l'aliment qui apaise la faim, la boisson qui calme la soif ; il réchauffe ceux qui ont froid, rafraîchit ceux qui sont accablés par la chaleur ; il est la monnaie qui paye toute chose, la balance et le poids qui rendent égaux le berger et le roi, le fou et le age. » Le voilà bien, le sommeil qui répare la fatigue, qui adoucit les douleurs physiques et les peines morales, qui étend sur toutes les misères humaines un baume salutaire, et qui élève l'esprit et le cœur au courage et à la patience ; le voilà le pourvoyeur d'énergie, qui permet les grandes entreprises, les longs labeurs et les efforts persévérants.

Honorons le travail, encourageons-le, rémunérons-le dignement ; aimons-le comme un bien précieux, comme le vrai moyen de bien vivre ; car c'est à lui qu'on doit le salaire qui procure la subsistance de chaque jour et l'épargne qui assure contre les défaillances de la vieillesse ; c'est lui qui donne la santé et qui met en valeur toutes les facultés, qui donne aussi les satisfactions les plus pures, qui réjouit et qui console, qui moralise et qui ennoblit. Heureux celui qui, à la fin d'une laborieuse carrière, peut, comme l'illustre et bienfaisant Pasteur, dire avec vérité : « J'ai fait ce que j'ai pu. »

L'ACTIVITÉ FONCTIONNELLE ET L'ÉDUCATION DES FONCTIONS

Les différentes fonctions dont l'ensemble constitue l'être vivant et agissant sont pourvues d'appareils merveilleusement adaptés au rôle qu'ils doivent remplir ; ces appareils atteignent le but qui leur est assigné avec aisance et même, pour les fonctions essentielles à la vie, en dépensant le « moindre effort ». Plus la fonction est importante, plus l'appareil est riche de moyens d'exécution, au delà même du nécessaire, comme si la nature devait assurer l'accomplissement de la fonction en toute circonstance : ainsi l'appareil pulmonaire présente un développement qui le rend capable de suffire aux besoins de la respiration dans les conditions les plus défavorables, par exemple après une course précipitée aussi bien qu'à l'état de repos.

Chaque organe est chargé d'un acte spécial qui est sa fonction propre, et au-dessus de tous les organes est le système nerveux, qui a pour fonction de les animer et de les diriger, qui en est à la fois le moteur, le régulateur et le coordinateur, chargé de maintenir entre toutes les fonctions le lien de solidarité qui en assure l'harmonie.

Mais, pour que les appareils se maintiennent en bon état et que les fonctions s'accomplissent bien, deux conditions sont nécessaires : il faut d'une part que les organes exécutifs reçoivent une nourriture convenable, suffisante à la fois pour leur entretien et pour les dépenses qu'entraîne le fonctionnement ; il faut d'autre part qu'un exerice régulier assure à ces organes la conservation de leurs qualités propres : or, de même que les rouages d'une machine restent intacts tant qu'ils fonctionnent, et que, au contraire, ils se rouillent quand ils cessent d'être en mouvement, de même les appareils de l'économie se conservent bien portants, par l'accomplissement de leurs fonctions, tandis qu'ils s'altèrent et perdent leur pouvoir fonctionnel quand ils sont inactifs. Bien plus, l'exercice développe les organes et accroît leurs facultés ; à l'inverse, l'inertie entraîne leur atrophie et leur déchéance.

L'activité fonctionnelle est donc une des principales conditions d'une bonne santé : par l'impulsion qu'elle donne à la nutrition, elle contribue pour une grande part au maintien de l'intégrité des organes et à la conservation de leur vitalité : un organe qui travaille entretient à la fois sa constitution et sa puissance, un organe qui reste oisif s'amoindrit et devient impotent. La vie comporte le mouvement.

Ces principes sont applicables à toutes les fonctions de l'être humain, et ce qui est vrai des œuvres du corps ne l'est pas moins des œuvres de l'esprit, ce qui est vrai des muscles et des fonctions locomotrices ou des glandes et de leurs sécrétions ne l'est pas moins du cerveau et des fonctions supérieures qui lui appartiennent : partout l'activité est une condition de capacité fonctionnelle. Une éducation complète, embrassant à la fois les facultés intellectuelles et les facultés corporelles, doit cultiver l'individu tout entier, tant physique que moral, et chercher son perfectionnement aussi bien dans l'ensemble de l'économie que dans chacune des fonctions en particulier. Ainsi entendue, l'éducation se confond avec l'hygiène, et celle-ci s'accorde à merveille avec la morale et avec la religion : il faudrait donc tâcher de faire à chacune une part convenable dans l'éducation de la jeunesse; œuvre malaisée déjà par elle-même et malheureusement rendue encore plus malaisée par les passions politiques et religieuses. Quoi qu'il en soit, il n'est que juste de rendre hommage aux efforts des pédagogues et des médecins et de reconnaître les progrès réalisés dans la recherche des meilleures méthodes et dans les tentatives poursuivies pour attribuer aux diverses parties de l'enseignement l'importance relative qui leur convient; heureux si ces efforts n'avaient jamais d'autre mobile et d'autre but que le perfectionnement physique, intellectuel et moral de la jeune génération, et si la manie de vouloir tout réformer n'entraînait parfois des progrès à rebours et des bouleversements fâcheux.

*
* *

L'éducation des fonctions comporte des moyens très variés, suivant la nature des fonctions auxquelles ces moyens s'adressent : leur étude particulière demanderait de grands développements ; nous devrons nous borner à insister sur quelques principes généraux qui peuvent s'appliquer à toutes les fonctions et qui sont d'intérêt majeur.

Pour maintenir les fonctions dans leur intégrité normale, pour entretenir entre elles l'harmonie nécessaire, pour les développer et les perfectionner, il faut les soumettre à une discipline bien ordonnée dont la règle principale est de les faire agir dans la mesure de leur pouvoir : à l'inverse du mode du « moindre effort » qu'on observe dans l'exercice des fonctions automatiques, il faut susciter leur activité suivant le mode du « plus grand effort », sous la condition que cet effort soit proportionné à la valeur de l'organe qui l'exécute et qu'il ne puisse pas être préjudiciable aux autres organes. Il faut donc que le travail fonctionnel soit sagement réglé, qu'il évite à la fois le surmenage et l'insuffisance, qu'il soit régulièrement progressif, en un mot qu'il soit convenablement dosé. Tel muscle, capable de se contracter durant un long temps sans fatigue, sera vite épuisé, si on lui impose un fardeau trop lourd ou un travail trop hâtif ; tel cerveau, capable de suffire à une œuvre intellectuelle prolongée, refusera de continuer l'effort si la tension nerveuse est trop forte ou le labeur trop précipité.

L'exercice, avons-nous dit, de quelque nature qu'il soit, excite la nutrition de l'organe qui l'exécute et exalte son pouvoir fonctionnel : par suite, l'activité fonctionnelle, bien conduite, est vraiment hygiénique, c'est-à-dire favorable à la santé, puisqu'elle excite la nutrition des organes dans la mesure qui en entretient le mieux la puissance et la résistance. L'entraînement, qui est un des moyens fondamentaux qu'emploie l'éducation et qui, suivant des modes divers, est applicable à toutes les facultés humaines, ne fait pas autre chose que développer et perfectionner dans ces facultés les précieuses qualités de puissance et de résistance, et ainsi rehausser la valeur de l'être humain. Le Dr Lagrange, qui a écrit sur ce sujet des pages excellentes, a bien montré l'importance de l'entraînement corporel pour augmenter les forces en général et la capacité fonctionnelle de tous les organes. Il n'en va pas autrement pour les facultés intellectuelles et pour les facultés morales ; immense est sur elles l'influence de l'éducation : l'enseignement des sciences, des lettres et des arts, celui de la philosophie, de la morale et de la religion concourent puissamment au développement et au perfectionnement de l'intelligence et de l'âme. Les deux entraînements réunis visent à fortifier l'homme tout entier, à produire des esprits solides et des corps vigoureux.

Il est bon, en outre, d'aguerrir le corps et l'âme en les exerçant à réagir contre les agressions physiques et morales qui peuvent les atteindre. Comme l'a très bien dit le Dr Donné à propos de l'hygiène des gens du monde, on fait fausse route quand on se laisse amollir par des soins trop méticuleux et par une crainte exagérée de la maladie et « on tourne dans un cercle vicieux quand on oublie que, pour éviter le mal, il faut surtout fortifier le corps contre les causes du mal ; et, comme nous ne sommes pas seulement matière, il n'est pas moins nécessaire de fortifier l'esprit contre les terreurs de la maladie » et contre toutes les causes de désordre moral.

Les exercices généraux sont, plus que tous autres, avantageux en faisant fonctionner activement tous les organes à la fois ; rien de meilleur que leur pratique régulière et quotidienne pour entretenir la santé et assurer une vieillesse valide, à l'abri des impotences et des infirmités. Il est particulièrement utile d'accomplir ces exercices à l'air libre, pour favoriser la respiration et avec elle les combustions qui doivent fournir l'énergie nécessaire : les cultivateurs, jardiniers, forestiers et autres qui travaillent tout le jour en plein air, ont assurément la vie la plus saine qu'on puisse souhaiter, et s'ils savent associer à leur travail corporel quelques occupations intellectuelles pour entretenir la vie de l'esprit, ils peuvent être les plus heureux des hommes en même temps que les mieux portants et les plus utiles. Pour ceux que les exigences de la vie ou les devoirs d'état obligent à passer la plus grande partie de leurs journées enfermés et absorbés par le travail cérébral, savants, hommes de lettres, artistes, ils devraient s'appliquer à compenser, par des exercices corporels actifs et en plein air, les inconvénients du travail intellectuel exclusif et ceux de la vie sédentaire et confinée. A tout âge et dans toute condition, il convient d'assurer un partage convenable entre les deux activités, corporelle et spirituelle ; c'est le vrai moyen de maintenir, dans l'organisme, l'équilibre et l'harmonie qui sont les attributs d'une santé parfaite.

Dans l'exécution des actes fonctionnels, il est nécessaire de suivre une discipline qui en permette l'accomplissement dans les conditions les plus favorables. Cette discipline, variable d'ailleurs dans les moyens que comporte chaque fonction, doit être observée avec l'exactitude, la régularité et la persévérance qui en assurent le meilleur exercice. Au surplus, semblable règle s'applique à tous les actes de la vie ordinaire, elle seule permet d'obtenir un bon emploi du temps et un travail satisfaisant. Combien utile, à ce point de vue, et recommandable est l'habitude de régler chaque matin les occupations de la journée et de s'astreindre à suivre invariablement le programme fixé, sauf le cas d'obstacle imprévu et d'importance majeure ; il n'y a pas de meilleur moyen de réserver à chaque heure sa dose d'activité et d'accomplir sa tâche avec le moins de préoccupation. Il n'y a pas non plus de meilleur moyen de pouvoir fournir beaucoup de travail sans trop de fatigue et de donner à chaque besogne une part convenable : n'est-il pas d'observation courante que ce sont les gens les plus occupés qui trouvent le temps de faire tout ce qui est utile et qui sont les plus exacts, tandis que les oisifs ne trouvent jamais le temps de rien faire et sont toujours en retard ?

Quel que soit le travail à accomplir, il est indispensable de tenir compte de ses forces et de connaître sa mesure :

Quid valeant humeri, quid ferre recusent.

Il ne s'agit pas de se payer d'illusions et de prendre ses désirs pour des réalités : il n'est pas mauvais de se proposer un but élevé, encore faut-il se sentir capable de l'atteindre, fût-ce au prix d'un long et persévérant effort. Que d'œuvres mal venues, que de carrières mal réussies, pour avoir été entreprises avec des moyens insuffisants ?

Dans le choix d'une profession ou devant une entreprise, voit-on qu'on envisage d'abord les aptitudes qu'on peut y apporter et les qualités dont on dispose? Que de fois l'ambition, l'amour de l'argent ou l'orgueil de race sont des raisons déterminantes qui exposent aux pires déceptions !

Si on veut faire œuvre durable, c'est-à-dire ayant les qualités requises pour mériter de durer, il y faut consacrer tout le temps nécessaire et ne pas craindre que ce soit un long temps,

Le temps n'épargne pas ce qu'on a fait sans lui,

dit un très sage proverbe ; il faut donc « se hâter lentement », travailler avec calme, sans précipitation excessive. Par le temps de grande vitesse où nous vivons, combien éphémères sont la plupart des œuvres et surtout celles de l'esprit : écloses un jour, elles disparaissent le lendemain sans laisser aucune trace. On ne saurait trop méditer le précepte que Littré, ce vrai type de bénédictin laïque comme on l'a appelé, s'est donné comme ligne de conduite en entreprenant l'immense labeur de son dictionnaire de la langue française : « Quel est le sexagénaire, dit-il dans la préface, qui peut compter sur plusieurs années de vie, de santé, de travail ? Il ne faut pas se les promettre, mais il faut agir comme si on se les promettait, et pousser activement l'entreprise commencée. » Et ailleurs (Préambule du t. III) : « Celui qui veut faire un emploi sérieux de la vie doit toujours agir comme s'il avait à vivre longuement, et se régler comme s'il lui fallait mourir prochainement. »

Ah ! les heureux savants, ceux dont la carrière se passe dans les laboratoires ! Là, dans un milieu calme, loin des bruits et des agitations du monde, ils poursuivent avec persévérance les problèmes qu'ils se sont proposés, sans hâte intempestive : ce qu'ils ne peuvent terminer un jour, ils le remettent au lendemain et ne s'arrêtent que lorsqu'ils ont atteint l'objet de leurs recherches. Quel enviable modèle que celui de l'illustre Pasteur, ne s'attachant qu'à une question à la fois, la poursuivant jusqu'à ce qu'il l'ait résolue, puis en abordant une autre qui sera à son tour son unique occupation, marquant ainsi, dans sa glorieuse carrière, le nombre des étapes par celui des conquêtes ! Malheureusement, peu de professions permettent d'obtenir pareille régularité dans le travail et trop souvent les exigences du moment viennent interrompre une œuvre commencée, et détournent l'effort qui reste souvent dépensé en pure perte.

Cependant, malgré les qualités incontestables de travaux poursuivis sans relâche dans une direction unique, on ne saurait méconnaître que la variété dans le travail présente aussi de réels avantages au point de vue hygiénique, en permettant d'éviter la fatigue que ne manque pas de provoquer un travail uniforme longtemps prolongé : chaque nouveau travail repose du travail précédent, de même que, dans les exercices musculaires, la contraction d'un muscle antagoniste est un repos pour le muscle qui vient de travailler. Pour le travail cérébral surtout, il est utile d'éviter de concentrer l'attention sans relâche dans la même direction : le cerveau peut rester en éveil durant tout le jour, mais à la condition de n'être pas constamment tendu vers un objet unique ; comme l'a dit d'Aguesseau, le changement de travail est pour l'esprit une récréation suffisante. Il y a d'ailleurs, sous ce rapport, la plus grande inégalité entre les hommes, alors même qu'ils seraient également laborieux ; dans la jeunesse en particulier, la capacité de travail est des plus variables, et il ne serait pas moins avantageux de tenir compte de ce degré de tolérance que des différences de valeur intellectuelle : à risquer de dépasser la mesure, on s'expose à épuiser une belle intelligence ou à faire perdre le goût du travail, qui en est un des meilleurs stimulants.

***

Toute œuvre fonctionnelle, en dehors des phénomènes

qui sont d'ordre purement physique ou chimique, comporte trois actes qui se succèdent et s'enchaînent : 1° une excitation, qui est comme l'invitation à la fonction, l'aiguillon qui va provoquer la mise en train de la fonction ; cette excitation peut venir du dehors sous la forme d'un agent quelconque impressionnant les nerfs sensitifs, ou naître en apparence spontanément, en tant qu'acte psychique, éclos dans la mémoire ou dans la pensée ; dans l'un et l'autre cas, cette excitation se propage à la partie des centres nerveux affectée à la fonction ; 2° une élaboration qui a son siège dans ces mêmes centres et qui a pour résultat de transformer l'excitation en une impulsion motrice capable de provoquer la fonction ; 3° une impulsion motrice ou réaction réflexe qui se transmet par les nerfs moteurs à l'organe exécutif de la fonction et met cet organe en activité.

Chacun des actes élémentaires qui précèdent est susceptible d'éducation, en vue de l'exercice normal de la fonction ou en vue de son perfectionement.

Pour l'excitation initiale, il importe qu'elle reste dans des limites modérées, qui seules permettent un accomplissement correct de l'acte fonctionnel : une excitation trop forte entraînerait une exécution désordonnée, une excitation trop faible serait insuffisante pour provoquer la réaction. Quand le goût est favorablement influencé par des substances de saveur douce, les fonctions digestives sont mises en éveil avec le calme qui est nécessaire pour une bonne digestion ; par contre, si le goût n'est pas suffisamment impressionné par des substances insipides ou fades ; ou si, ce qui est plus commun, il est offensé par des aliments trop épicés ou par des boissons fortes, les activités digestives sont troublées. Pour une vision distincte, il faut que la lumière ne soit ni trop vive ni trop obscure. Une audition satisfaisante ne comporte ni sons éclatants, ni bruits étouffés. En somme, l'éducation hygiénique de la sensibilité consiste à écarter tout ce qui pourrait l'impressionner avec excès ou ne lui apporter qu'une excitation insuffisante, en un mot à la maintenir dans la modération.

Ce seront les mêmes principes qui serviront de guides pour l'éducation des centres nerveux : qu'il s'agisse d'actes volontaires ou d'actes simplement réflexes, les qualités de leur exécution seront toujours subordonnées à l'impressionnabilité des centres qui les élaborent et à leur valeur réactionnelle ; or, une éducation sagement conduite, qui s'applique à discipliner la volonté, à discipliner aussi les réactions involontaires, ne laisse pas d'avoir une puissante influence sur le fonctionnement des centres nerveux et la valeur de leurs actes.

Quant à l'exécution de la fonction, qui est en quelque

sorte l'aboutissant des deux actes précédents, elle s'accomplit avec plus ou moins de perfection, pour une part suivant la façon dont elle a été préparée par l'aiguillon du début et par la réaction des centres nerveux, pour une autre part suivant la qualité de l'organe qui en est chargé. L'éducation a ici pour mission de veiller à l'entretien de l'organe exécutif, et de surveiller l'exécution de l'acte fonctionnel, pour arriver à l'obtenir aussi correct que le permet l'organe chargé de l'accomplir. Elle varie beaucoup dans les différentes fonctions ; prenons-en quelques exemples.

L'éducation des fonctions locomotrices a été pratiquée de tout temps au moyen de la gymnastique, à laquelle se joignent tous les exercices ou jeux variés, tels que la boxe, l'escrime, la danse et tous les sports. La gymnastique est assez en faveur et même, par les sports, assez de mode aujourd'hui pour qu'il soit superflu de la recommander ; on ne saurait d'ailleurs dire trop de bien d'elle ou de l'éducation corporelle en générale : elle augmente la valeur des organes qu'elle met en mouvement, elle y développe la force, l'agilité et l'adresse, en même temps qu'elle a la plus heureuse influence sur l'ensemble de la santé physique en activant les phénomènes de la nutrition, et même sur la santé morale, en assurant le bon emploi et la bonne direction des forces, dans la jeunesse et à tout âge. Comme l'exprime très bien Barthélemy Saint-Hilaire, « la gymnastique est la culture régulière du corps ; elle est pour lui ce que l'étude est pour l'esprit... La gymnastique bien comprise est une partie essentielle du perfectionnement de notre être... Les jeux ordinaires, avec leurs inconvénients désordonnés et sans suite, ne sauraient remplacer la gymnastique ; et réciproquement la gymnastique, régulière et disciplinée comme elle est, ne doit point exclure les jeux où les enfants se livrent à tous les ébats de leur âge ».

La gymnastique a de plus une action préservatrice de premier ordre contre les difformités et les attitudes vicieuses si communes dans le jeune âge, elle les prévient en affermissant la santé et en fortifiant les organes ; c'est encore elle qui a le pouvoir de corriger ces difformités, quand on les a laissées se développer ; et enfin elle est une des plus précieuses ressources que la médecine connaisse pour combattre les impotences fonctionnelles, que celles-ci dépendent de paralysies, de contractures, d'affections musculaires diverses, ou qu'elles soient la conséquence de maladies articulaires ou osseuses, de rhumatismes, d'entorses, de luxations ou de fractures.

Les exercices passifs de la gymnastique suédoise, les frictions et les massages peuvent aussi, dans ces diverses conditions, apporter un très utile concours.

L'association de toutes ces pratiques est recommandable chez un grand nombre de sujets anormaux à titre de remède puissant, comme chez les bien portants à titre de mesure d'hygiène.

Entre tous les moyens d'activité physique, il est singulier qu'il faille en recommander un qui est beaucoup trop délaissé de nos jours et qui est peut-être le meilleur de tous, qui a au moins sur tous les autres l'avantage d'être à la portée de chacun et de ne rien coûter : c'est la simple marche sur ses deux jambes. Avec les multiples moyens de locomotion qu'on trouve partout, on ne marche plus, on ne sait plus marcher, on devient même incapable de marcher ; de même, depuis qu'il y a des ascenseurs, on devient incapable de monter deux étages sans être épuisé. Je ne sais pas si on trouverait aisément dans la jeune génération l'équivalent de cette octogénaire, veuve d'un grand savant, dont on m'a conté l'aventure : étant allée sonner sans succès à la porte d'une de ses amies qui habitait au cinquième étage et ayant, en partant, rencontré son amie au bas de l'escalier, elle se retourna allègrement pour monter de nouveau les cinq étages sans l'ombre d'une plainte. Aujourd'hui, on trouve des ascenseurs, des ficelles ou des crémaillères pour monter partout, même au sommet des montagnes de la Suisse ;

certes il y a là de très grands progrès, qui pourtant ne sont pas sans quelques inconvénients et même sans quelques risques : gare aux changements brusques de pression atmosphérique, dans ces ascensions en grande vitesse, pour les gens ayant passé la soixantaine, surtout pour les artérioscléreux si nombreux de nos jours.

Je reviens à la marche et à ses nombreux bienfaits hygiéniques : il faut savoir qu'elle ne met pas seulement les membres inférieurs en activité, mais que tous les muscles du corps y participent dans une certaine mesure ; qu'elle a, comme tous les exercices actifs, les plus grands avantages pour la nutrition en général et pour toutes les fonctions qui y participent ; que par suite elle développe la vitalité et entretient le pouvoir fonctionnel de tous les organes, surtout celui des poumons et du cœur dont l'influence est si grande sur le reste de l'économie. Ajouterai-je qu'il n'en est pas de plus agréable pour ceux qui y sont habitués, qu'elle devient pour eux un besoin, et qu'il n'en est pas de plus plaisant pour les curieux de la nature : rien ne vaut un voyage à pied pour apprécier toutes les beautés naturelles d'un pays, pour prendre quelque idée des mœurs et des coutumes de ses habitants, en un mot pour regarder, écouter et explorer tout ce qu'il peut offrir d'intéressant. On jouit d'ailleurs d'autant plus vivement de ce qu'on découvre ou de ce qu'on croit découvrir, qu'on a eu plus de peine à l'obtenir.

Les mouvements les plus simples exigent, en dehors de l'action du muscle qui est le moteur principal, l'intervention de plusieurs autres muscles qui concourent à titre de synergiques, d'associés, de modérateurs ou même d'antagonistes, à assurer la précision, la fixité et toutes les qualités requises pour la bonne exécution du mouvement. Cette concordance dans la contraction simultanée de plusieurs muscles est due à une faculté coordinatrice des mouvements, qui résulte elle-même d'un agencement préétabli dans les cellules motrices des centres nerveux ; mais l'exercice et l'éducation développent cette faculté et l'amènent à la perfection. Le petit enfant est d'abord bien maladroit pour se servir de ses membres, il est incapable de porter droit la main à un objet ou de se tenir sur ses jambes ; bientôt, en quelques mois, par les exemples qu'il a sous les yeux, par les exercices qu'on lui fait faire, il devient apte à se servir de ses mains, à marcher, à courir, à sauter. C'est d'abord la volonté qui dirige ces mouvements complexes, une volonté indécise et inhabile ; mais progressivement la répétition des mêmes actes en permet l'exécution plus correcte et plus facile, jusqu'à rendre presque inutile l'intervention de la volonté ; enfin un moment vient où les mouvements les plus compliqués s'exécutent d'eux-mêmes par une sorte d'automatisme et c'est alors qu'ils s'accomplissent le mieux et même qu'ils acquièrent les qualités d'aisance, de souplesse, d'agilité qu'on cherche à obtenir. La volonté reste toujours le moteur initial, l'excitant qui met la machine en branle; mais une fois l'impulsion donnée, l'acte fonctionnel se poursuit, sans nouvelle incitation volontaire, par simple action réflexe. C'est ainsi que les fonctions locomotrices se perfectionnent, jusqu'à devenir capables d'actes auxquels les organes qui les exécutent auraient semblé d'abord absolument inaptes : le dressage des animaux, l'apprentissage de l'homme, le maniement habile de l'aiguille ou des instruments de musique relèvent de ces simples principes et en donnent d'éclatantes démonstrations.

Sous le nom d'entraînement, l'éducation des fonctions, en particulier celle des fonctions locomotrices, comprend l'ensemble des moyens qui ont pour but de modifier la nutrition des organes du mouvement dans le sens qui en développe le plus la force et la résistance, et aussi d'augmenter la capacité fonctionnelle de ces organes (Lagrange). Entre tous les moyens d'obtenir ces résultats, dont l'efficacité est reconnue, l'activité fonctionnelle sagement conduite figure au premier rang. Il ne faut pas craindre de le répéter, car c'est là le principe fondamental de l'éducation corporelle : un exercice actif, régulièrement accompli, est la sauvegarde de la nutrition de l'organe moteur et de sa capacité fonctionnelle. Si à cette activité on ajoute la pratique des mesures que l'hygiène recommande pour le meilleur entretien de la santé en général, surtout en ce qui concerne la nourriture et les soins du corps, l'entraînement conserve et développe au mieux toutes les facultés ; il arrive même à obtenir ces remarquables qualités de force, d'endurance, de précision, d'habileté, qu'on admire chez les gymnastes, les lutteurs, les acrobates et tous les virtuoses des exercices physiques.

Alors que l'entraînement est le meilleur agent de perfectionnement, par contre l'insuffisance d'exercice entraîne des désordres précisément inverses des qualités que développe l'activité ; le muscle qui ne fonctionne pas s'atrophie et perd sa faculté de contraction ; s'il ne tombe pas jusque dans l'impotence complète, du moins n'est-il capable que d'un travail très réduit : le moindre effort provoque bientôt une fatigue douloureuse. A en juger sur les apparences, il semble que certaines personnes jouissent d'une santé suffisante, tout en ne se livrant à aucun exercice ; mais c'est précisément à la condition de ne presque rien faire et de réduire au minimum toutes les fonctions vitales : dans ces conditions, le plus léger travail amène de l'essoufflement et une incapacité absolue d'action prolongée. En vérité, ce n'est plus vivre, c'est végéter. Pareil amoindrissement est le triste sort de la décrépitude sénile, il est le lot précoce des oisifs et des paresseux. D'ailleurs, un certain nombre de maladies ou d'infirmités sont aussi les conséquences de l'inactivité : l'obésité, le diabète et plusieurs des désordres qu'on réunit sous le nom d'arthritisme sont l'aboutissant commun, sinon ordinaire d'une vie oisive en même temps que de l'abus des plaisirs de la table, ces deux puissantes causes de maladie, trop souvent associées.

L'activité fonctionnelle exagérée, en d'autres termes l'excès d'exercice donne lieu à la fatigue et à quelques désordres qu'on a réunis sous le nom de surmenage. La fatigue, dont le Dr Lagrange (que je ne saurais trop suivre dans l'étude de tout ce qui concerne l'hygiène des fonctions locomotrices) a donné une excellente description « est une diminution du pouvoir fonctionnel des organes provoquée par un excès de travail et accompagnée d'une sensation caractéristique de malaise » ; excellente définition qui s'applique parfaitement à la fatigue des muscles des membres, mais qui convient très bien aussi pour la fatigue du cœur, pour celle du cerveau et pour celle de tous les organes en général.

Il est vraisemblable que la fatigue est due en partie à

l'épuisement qui résulte d'une dépense exagérée des forces, mais il est certain que sa principale condition réside dans une auto-intoxication par les produits de dénutrition ou d'usure des tissus qu'un travail excessif laisse après lui : ces produits ne compromettent pas l'organe où ils se sont formés ; en se répandant par la circulation dans toute l'économie, ils atteignent aussi les autres organes : de locale qu'elle est dans le principe, la fatigue devient donc toujours plus ou moins générale, ainsi qu'il est aisé de le constater sur soi-même, et elle dure tant que ces produits nocifs qui la produisent n'ont pas été complètement éliminés, et tant que les organes n'ont pas réparé toutes les pertes qu'ils ont subies. Étant donnée la genèse de la fatigue, il est facile de se rendre compte de l'action des remèdes qu'on peut opposer à la fatigue ; de celle du repos, repos général, qui permet la réparation des organes et l'élimination des produits usés qui les encombrent ; de celle du massage, qui favorise cette élimination ; de celle des bains qui, par l'absorption d'une grande quantité d'eau, dissolvent et diluent ces mêmes produits et en précipitent le rejet par les émonctoires naturels. Une fatigue modérée n'est d'ailleurs guère nuisible ; que dis-je, elle est le plus souvent avantageuse : en augmentant la désassimilation, elle suscite le besoin d'assimilation et provoque ainsi une active rénovation des tissus, qui rehausse la vitalité des organes et leur développement fonctionnel.

Au contraire, fâcheux et nuisible est le surmenage qui est produit, soit par un travail poussé au delà de toute mesure soit et plus souvent par l'accumulation de travaux prolongés sans les intervalles de repos nécessaires, ou sans une réparation alimentaire capable de compenser les pertes subies. Tous les organes sont dès lors altérés par des produits de dénutrition qui arrivent à en compromettre radicalement la constitution, et cette intoxication générale se traduit par les graves accidents qui caractérisent le cœur forcé, la neurasthénie, la dépression cérébrale, en un mot l'adynamie sous toutes ses formes. Quand la fatigue a atteint ce degré extrême, un repos prolongé et un réconfort poursuivi avec persévérance par tous les moyens dont l'hygiène dispose ne sont pas de trop pour réparer un organisme ainsi délabré et dont le ressort même est peu capable de réaction. Et cependant, tant que les organes ne sont pas absolument détruits, tant que leur vitalité n'est pas foncièrement annihilée, il est possible d'arriver à les refaire ; et, même alors, c'est dans une activité réveillée lentement et progressivement, avec prudence, que se trouve un des meilleurs agents de restauration.

Sans vouloir y insister, je ne saurais me dispenser de

rappeler les bénéfices, précieux entre tous, que l'on peut attendre de l'activité fonctionnelle dans un grand nombre de maladies, paralysies, spasmes et contractures, désordres divers de l'appareil locomoteur, enfin dans toutes les manifestations de cet arthritisme dont le défaut d'exercice est, comme je l'ai dit plus haut, une des causes majeures.

*
* *

La gymnastique ne s'adresse pas seulement aux muscles extérieurs ; elle peut prétendre aussi régler le fonctionnement de quelques-uns des organes internes. Il est vrai que la plupart de ces organes sont plus ou moins soustraits à l'action de la volonté : ainsi en est-il pour le cœur, les poumons, les intestins ; ce sont même les fonctions les plus importantes pour la vie animale telles que la digestion, la circulation, la respiration, qui s'exécutent ainsi automatiquement, par simple action réflexe, en dehors de toute intervention volontaire, comme si le grand Artisan qui les a façonnées et animées avait voulu les soustraire aux défaillances de la volonté humaine et en assurer lui-même l'exécution par les seuls moyens que sa providence avait établis. Il semblerait que, pour ces fonctions, il n'y ait qu'à se soumettre aux sollicitations, conscientes ou inconscientes, qui les mettent en jeu, à laisser agir la nature, sans vouloir en régler l'action, et qu'il suffise de ne pas les contrarier en cherchant à les diriger. Cependant sans nier l'influence prépondérante de l'automatisme dans la plupart de ces fonctions, il est incontestable qu'une éducation rationnelle, fondée sur les enseignements de la physiologie, est capable d'en perfectionner l'exercice et d'en corriger au besoin les défectuosités.

La digestion proprement dite, fonction de l'estomac et des intestins, s'opère d'elle-même, sans que la volonté et même la conscience y aient la moindre part ; elle échappe donc aux directions de l'hygiène dont le rôle, capital par ailleurs, est de régler la quantité et la qualité des aliments. Mais la digestion a un prologue et un épilogue, dans lesquels l'éducation hygiénique peut et doit intervenir avec avantage. Le prologue est la mastication, l'épilogue est la défécation, et ces deux fonctions accessoires ne laissent pas d'avoir sur la digestion une influence considérable, la mastication surtout, qui éveille et met en branle tout le travail digestif.

En mâchant bien, on prépare une digestion correcte et facile ; car, en même temps qu'on lui vient en aide par la division des aliments, on excite l'activité de tous les organes qui concourent à la digestion : c'est pendant la mastication et avant de recevoir les aliments qu'il aura à digérer que l'estomac entre en mouvement et qu'il commence à sécréter les sucs qui devront exercer une action chimique sur les substances alimentaires ; et cette stimulation de l'estomac se propage de proche en proche aux diverses parties du tractus digestif, précédant partout l'arrivée du bol alimentaire.

Quant à la défécation, qui a pour objet l'expulsion des déchets de la digestion, il est important qu'elle s'accomplisse avec régularité ; car la stagnation prolongée de ces matières irrite l'intestin et est cause d'une multitude de méfaits et de désordres de la santé. Sans doute, avec un régime alimentaire convenablement réglé, cette fonction s'accomplit d'elle-même de façon régulière, à l'ordinaire une fois par jour. Mais que de gens négligent leur intestin et ne l'exonèrent que quand le besoin s'en fait impérieusement sentir ou quand ils en ont le loisir, à n'importe quel moment, comme on dit « quand ça se trouve » ! Cependant, sous beaucoup de rapports, il y aurait grand intérêt à régler la fonction et, avec de la bonne volonté, on y arrive facilement par l'éducation de l'intestin. Cette éducation, il faut la commencer dès le plus jeune âge, la continuer toujours jusqu'à ce qu'elle ait donné des habitudes invétérées qui deviennent facilement des besoins instinctifs. Suivant le précepte formulé par Trousseau, il faut se présenter à la garde-robe chaque jour, à la même heure, et là, avec patience et quelque peu longueur de temps, faire des efforts modérés pour débarrasser l'intestin. Le plus souvent cette simple pratique, si on a soin de la renouveler tous les jours, suffit à faire obtenir une régularité parfaite. Si cependant, pour une cause ou pour une autre, la fonction vient à se déranger, il faut, tout en continuant avec persévérance la même pratique, y adjoindre quelques exercices de gymnastique abdominale. qui mettent en jeu le diaphragme et les muscles des parois du ventre suivant une technique que j'ai exposée ailleurs[1], au besoin même recourir plusieurs jours de suite à un lavement, à un suppositoire ou à un laxatif léger : par ces petits moyens, on aura tôt fait de remettre l'intestin dans son fonctionnement régulier.

L'appareil respiratoire est encore un de ceux dont le bon fonctionnement a le plus d'importance pour la santé ; il a en effet un rôle de premier ordre à remplir dans les actes de la nutrition, dans l'exercice de tous les

1. Sous le nom de gymnastique abdomino-rectale, j'ai recommandé, dans un travail communiqué à l'Académie de médecine le 13 juin 1911, un procédé très simple, qui consiste en mouvements méthodiques de respiration surtout diaphragmatique, alternant avec un léger massage du ventre et aidés de quelques contractions volontaires du sphincter anal. Ce procédé, que j'ai conseillé depuis très longtemps et dans un grand nombre de cas, est un des plus efficaces que je connaisse pour combattre la constipation habituelle.

travaux corporels et dans celui de la parole ou du chant. Et cependant voilà une éducation qui n'est guère pratiquée.

Apprend-on aux enfants à respirer ? La respiration naturelle doit se faire par le nez et non par la bouche ; c'est la voie nasale qui est la voie normale pour le passage de l'air : aussi doit-on la surveiller et l'entretenir avec soin, et il y a lieu, quand on voit un enfant respirer habituellement par la bouche, de soupçonner l'existence dans la voie nasale de quelque obstacle mécanique, tel que des végétations dans les arrière-narines. Actuellement on fait souvent précéder les leçons de gymnastique par quelques exercices de gymnastique respiratoire, cette pratique est très utile pour développer l'amplitude de la poitrine, pour régler le rythme de la respiration et pour éviter l'essoufflement.

Apprend-on comment on doit se moucher ? Il n'y a qu'une manière correcte de le faire : outre qu'il convient, par mesure de propreté, d'employer toujours le même côté du mouchoir, il faut, non pas serrer les deux narines et souffler de toutes ses forces avec un bruit de clairon, ce qui expose à tous les dangers de l'effort et à la congestion de la tête, mais comprimer alternativement chacune des deux narines tandis qu'on souffle à plein canal par la narine restée libre ; ce procédé, discret et silencieux, a l'avantage de respecter les bienséances en même temps qu'il permet d'éviter les inconvénients de l'effort.

S'applique-t-on à discipliner la respiration chez les auteurs ou chez ceux qui ont à faire un usage prolongé de la parole, professeurs, avocats, orateurs ? Combien on en rencontre qui s'essoufflent et sont bientôt à bout d'haleine, parce qu'ils ne sont pas exercés à régler méthodiquement leur respiration, à savoir respirer à fond dans les moments convenables, et à bien approvisionner leurs poumons, comme on remplit d'air le soufflet des orgues avant de les faire jouer. La respiration par la bouche, dont on abuse presque forcément dans ces conditions, dessèche la langue et la gorge, provoque bientôt la fatigue du larynx et de la poitrine, amène l'enrouement, la toux et nombre d'autres misères, entre autres l'angine glanduleuse, si pénible et si fréquente chez les professionnels du larynx et au moins autant chez les bavards.

L'expansion thoracique, quand elle n'est pas entravée par des vêtements, des ceintures ou des corsets trop serrés, doit pouvoir se faire dans tous les sens. Pour entretenir l'habitude d'une respiration ample et libre, on ne saurait trop recommander des exercices méthodiques de gymnastique respiratoire, qui mettent en jeu tous les muscles de la cage thoracique et le diaphragme : ces exercices, pratiqués par exemple dès le matin au lever, la fenêtre grande ouverte, sont aussi un excellent correctif de la torpeur que laisse le sommeil et une excellente préparation à l'activité de la journée ; ils sont applicables à tout âge, chez les enfants dont ils contribuent à développer l'ampleur du thorax, chez les adultes dont ils entretiennent les qualités respiratoires, chez les vieillards enfin, pour combattre la tendance au retrait de la poitrine et la raideur des articulations costales. Ajouterai-je que la gymnastique respiratoire rend encore les plus grands services à la suite de la plupart des maladies de la poitrine, pour rétablir dans leur intégrité les organes qui ont été compromis dans leur structure et dans leur pouvoir fonctionnel ?

S'il est une fonction qu'il serait particulièrement intéressant de pouvoir discipliner, en raison de ses exigences fréquentes et des restrictions que lui imposent les convenances sociales, c'est à coup sûr l'urination. Je ne sache pas cependant que personne, même parmi les spécialistes distingués qui se sont adonnés à l'étude de l'appareil urinaire et à celle de ses maladies, se soit occupé de chercher à quelles règles hygiéniques il conviendrait de soumettre la fonction pour assurer son exercice dans les conditions les plus favorables.

Il semble pourtant que l'urination devrait être très susceptible d'éducation, car elle est un des types de ces fonctions qui, tout en étant en partie aûtomatiques, sont pour une très grande part soumises à la volonté : on peut uriner à peu près quand on veut, et d'un autre côté on peut, dans une certaine mesure, résister au besoin d'uriner quand il se fait sentir. Les habitudes acquises ont, sous ce rapport, l'influence la plus marquée : certaines personnes, des femmes surtout, savent s'astreindre à ne vaquer à cette fonction que deux ou trois fois par jour, d'autres se croient obligées de soulager leur vessie fréquemment, toutes les deux ou trois heures par exemple ; c'est en partie affaire d'âge et de régime, c'est au moins autant affaire d'habitude.

Voici, à ce qu'il me semble, comment on pourrait diriger cette éducation : chez les petits enfants, il faudrait de bonne heure s'appliquer à leur donner l'habitude d'uriner à intervalles réguliers et de plus en plus longs à mesure qu'ils avancent en âge, au lieu de les y inviter à tout instant, comme on le fait en crainte d'accident ; on arriverait ainsi à rendre leur vessie tolérante, et d'ailleurs ils sont à l'âge où les sphincters sont assez puissants pour opposer une résistance efficace aux contractions involontaires. Dans l'adolescence et dans la longue période de l'âge mûr, un intervalle de trois heures environ entre les mictions paraît convenable, à la fois pour éviter une trop grande distension de la vessie qui tendrait à forcer sa musculature, et d'autre part pour entretenir une tolérance qui rend les besoins instinctifs moins répétés et moins impérieux. Chez les vieillards, les mictions fréquentes, qui causent tant de gêne et d'ennuis, me paraissent tenir le plus souvent à ce que la vessie, de plus en plus affaiblie, ne se vide qu'incomplètement d'elle-même, et alors, si on n'y prend pas garde, il reste après chaque miction une certaine quantité d'urine résiduelle qui ne tarde pas à éveiller un nouveau besoin d'expulsion ; s'il en est ainsi, un moyen simple et, à ce qu'il m'a semblé, efficace contre cette infirmité consiste à s'appliquer, par un léger effort volontaire, à expulser encore de l'urine à une ou deux reprises successives, après que la miction paraît terminée et que la vessie s'est en quelque sorte soulagée spontanément ; cet effort, exécuté avec calme et patience, amène presque toujours une nouvelle évacuation dont l'abondance même ne laisse pas de causer d'abord quelque surprise, et si on persévère dans cette sorte de gymnastique vésicale, on ne tarde pas à observer que la vessie gagne progressivement un peu de résistance et de vigueur. Est-il nécessaire d'ajouter qu'il faut en même temps discipliner la sensibilité et la volonté, condition capitale dans une fonction sur laquelle l'impressionnabilité nerveuse exerce une action que tout le monde connaît plus ou moins par expérience.

Pour les organes des sens, si perfectionnés et si délicats, leurs fonctions ne sauraient être entourées de trop de soins. Nous avons déjà vu plus haut que, pour sauvegarder leur sensibilité, il fallait les préserver de toute excitation trop forte, capable de les irriter et de les blesser. Quant à l'éducation de ces sens, c'est par l'exercice même, conduit méthodiquement, avec mesure et discrétion, que leurs fonctions se perfectionnent, que l'œil apprend à regarder au lieu de se borner à voir, l'oreille à écouter au lieu d'entendre, la main à palper au lieu de toucher, que le goût et l'odorat s'aiguisent. Ainsi, par l'activité et par l'éducation, les sens peuvent acquérir une réceptivité et une finesse exquises qui leur font apprécier des qualités qui échapperaient à des sens moins exercés.

L'attention et le jugement sont les moyens dont nous disposons pour donner toute leur valeur aux impressions sensitives ; celles-ci peuvent passer inaperçues quand l'esprit est distrait, ou être mal interprétées quand le jugement porté sur elles est défectueux. « C'est l'entendement qui voit et qui oit » ; cette belle proposition, attribuée à je ne sais quel philosophe, marque bien que l'impression qui agit sur les nerfs sensitifs n'est vraiment perçue que lorsqu'elle a été jugée par le centre psychique ; or, c'est particulièrement sur cette partie de la sensation que l'éducation peut apporter son plus utile concours, en éveillant l'attention et en perfectionnant le jugement.

Les sens spéciaux, quelques-uns surtout tels que la vue et l'ouïe, sont pourvus de muscles accommodateurs et de muscles auxiliaires, qui ont pour objet d'adapter les organes qu'ils desservent à recevoir les impressions. Ces muscles entrent en jeu le plus souvent par simple action réflexe, sous l'influence des excitants propres à chaque sens : la lumière fait contracter la pupille ; les bruits, suivant leur intensité, tendent ou relâchent le tympan ; les muscles auriculaires font mouvoir le pavillon de l'oreille. En outre certains de ces muscles sont capables de se contracter sous l'incitation de la volonté et sont, en conséquence, susceptibles d'une éducation qui augmente leur pouvoir fonctionnel et perfectionne leurs qualités. C'est en m'appuyant sur cette donnée physiologique que j'ai préconisé, sous le nom de gymnastique auriculaire, une méthode qui a pour principe l'entraînement des muscles de l'oreille par des exercices volontaires, cette méthode, jointe à la pratique déjà éprouvée d'excitations sensitives spéciales par les sons et par les bruits, a pour effet de perfectionner l'audition, de la réveiller lorsqu'elle s'amoindrit par les progrès de l'âge; et appliquée récemment à des cas de demi-surdité ou de dureté de l'ouïe liées à diverses causes morbides, elle a permis d'obtenir des résultats très encourageants.

*
* *

Les principes qui ont dirigé l'éducation des fonctions de la vie animale et de la vie végétative, sont encore applicables à l'éducation de l'intelligence et de l'âme. Ici plus qu'ailleurs, en raison de la noblesse des facultés à mettre en activité et de l'importance des résultats à atteindre, la discipline est nécessaire : il s'agit de tirer le meilleur parti possible de qualités originelles ou acquises, d'accroître et de développer ces qualités, en un mot de perfectionner l'intelligence et la conscience, et de les faire fructifier. L'œuvre est la plus haute qu'on puisse concevoir, mais combien difficile ! Éduquer l'âme d'un enfant, on peut même dire d'un être humain à tout âge, cultiver l'intelligence, apprécier ses capacités pour la direction à donner à l'instruction, cultiver la volonté et le caractère, les armer en face de toutes les difficultés de la vie, quelle mission pour les parents, pour les éducateurs de la jeunesse et pour tous ceux qui ont, à des titres divers, charge d'âmes, mais aussi quelles récompenses !

Comme l'air que nous respirons apporte à nos organes l'oxygène nécessaire aux combustions qui produisent l'énergie, de même l'atmosphère intellectuelle et morale qui nous environne est le milieu où nos facultés supérieures puisent, au moins pour une grande part, l'aliment qui les entretient et l'excitant qui suscite leur activité. Cette atmosphère est incessamment parcourue par des courants de toutes sortes, ici des vérités qui sont pour l'intelligence une précieuse nourriture et des germes vivifiants, là des erreurs qui sont des miasmes pernicieux, capables de jeter dans l'âme des semences de trouble et de désordre. Il appartient à l'éducation de développer et d'accroître les vérités, de combattre et de détruire les erreurs, tâche multiple et de tous les instants, qui doit embrasser tout ce qui touche à la vie de l'esprit et de l'âme.

L'éducation intellectuelle et morale, comme l'éducation physique, doit commencer dès le plus jeune âge et se poursuivre durant toute la vie ; mais c'est surtout dans l'enfance et dans la jeunesse qu'elle est le plus nécessaire et le plus profitable ; parce que c'est alors que le cerveau, plus malléable, peut se laisser modeler et recevoir des empreintes qui ne s'effaceront plus. Toutes les facultés de l'esprit et de l'âme appartiennent à son domaine, et aussi certaines facultés corporelles qui ont avec les facultés spirituelles des rapports très étroits. Il faut éduquer les sens, qui sont une des sources les plus fécondes de nos idées et de nos connaissances ; éduquer les sentiments, d'où dérivent la plupart de nos affections ; éduquer les besoins organiques et les instincts qui sont le mobile ordinaire de nos actions et le point de départ de presque toutes nos passions ; éduquer la mémoire qui se perfectionne tant par l'exercice et qui a, chez chacun de nous des portes d'entrée si particulières par les yeux, par les oreilles ou par les autres sens ; éduquer, par-dessus tout, la raison qui inspire nos actions, la volonté qui les détermine, la conscience qui apprécie leur valeur et en fixe le mérite ou le démérite.

La raison par laquelle l'homme connaît, juge et se conduit, est la source où prennent naissance la volonté et les actes qu'elle provoque : c'est du jugement qu'elle porte sur nos idées, sur nos instincts et sur nos sensations que résultent les déterminations qui nous font agir. La raison veut être libre et indépendante de toute sujétion ; elle est curieuse et avide de connaissances, mais elle est incapable de parvenir à tout connaître, elle est bornée et supposé ce principe incontestable que « Dieu peut faire plus que l'homme ne peut concevoir » (Imit. de J.-C.), elle doit s'incliner avec respect devant l'œuvre divine, en admirant que la nature abonde de merveilles dont elle ne saurait approfondir les mystères ; elle est fragile, elle est mobile et changeante : « ce ne sont pas seulement, dit Montaigne, les fiebvres, les bruvages, et les grands accidents qui renversent nostre iugement ; les moindres choses du monde le tournevirent... A peine se peult-il rencontrer une seule heure en la vie où nostre iugement se treuve en sa deue assiette, notre corps estant subiect à tant de continuelles mutations, et estoffé de tant de sortes de ressorts... qu'il est malaysé qu'il n'y en ayt tousiours quelqu'un qui tire de travers... La raison va tousiours et torte, et boiteuse et deshancée... ; c'est un instrument de plomb et de cire, alongeable, ployable, et accommodable à touts biais et à toutes mesures. » Étant si faible et si capable de s'égarer, la raison doit être modeste et chercher toujours à se perfectionner, à suivre la ligne droite, à s'attacher fermement au bon sens, qui distingue en quelque sorte d'instinct et sans grand effort le vrai et le faux. Le bon sens, qui n'implique ni dons exceptionnels de l'intelligence ni vastes connaissances, est un des meilleurs guides de la conduite : avec lui, point d'erreurs grossières, point de faux pas bizarres, point de chutes lamentables ; en mainte circonstance, un peu de bon sens vaut mieux que beaucoup d'esprit.

Trop souvent les instincts dominent la raison, les passions la « tournevirent », les intérêts la font dévier ; l'éducation aura fort à faire pour l'affranchir, la redresser, la fortifier ; et c'est dans la morale et dans la religion qu'elle trouvera ses meilleurs appuis et ses meilleurs guides, capables de rendre la raison droite et y développer en elle l'amour du vrai et du bien.

La volonté, cette puissance intérieure qui commande à nos actions et qui en est le moteur initial, ne saurait être surveillée et dirigée avec trop de soin dès ses premières manifestations. Après une très courte période de la première enfance où les actes semblent inconscients, on peut de très bonne heure entrevoir dans ces actes un principe intentionnel qui marque l'éveil de la raison et de la volonté, et cette volonté naissante ne tarde pas à se distinguer par sa résistance et par sa ténacité ; aussi n'est-il jamais trop tôt pour faire intervenir une éducation dans laquelle toutes les mères sauront apporter la douceur nécessaire, mais dont elles devraient aussi assurer la fermeté : il s'agit d'assouplir cette volonté et de la transformer en une obéissance voulue qui accepte de bonne grâce une autorité directrice.

La première chose à apprendre aux enfants et la première qualité à leur inculquer, c'est l'obéissance qui, à vrai dire, n'a d'autre objet que de soumettre leur jugement à peine éclos à celui d'une raison plus mûre. Cette obéissance est d'autant plus facile à obtenir qu'on l'a fait pratiquer plus tôt ; alors elle devient aisément une habitude, doublement avantageuse, pour l'enfant qui recueille tous les bénéfices d'une bonne direction, et pour les parents qui se trouvent moralement engagés à ne rien demander qui ne soit utile ou avantageux. Et d'ailleurs plus tard, au cours de l'existence, l'obéissance ne devra-t-elle pas toujours précéder le commandement : de même qu'il faut apprendre avant d'enseigner, il faut obéir avant de commander, reconnaître l'autorité des autres avant d'être apte à imposer la sienne. Sans cette subordination nécessaire, il n'y a plus d'autorité, c'est-à-dire plus d'ordre dans la famille ni dans la société : si tout le monde veut être maître et personne obéir, c'est l'anarchie.

Au temps opportun, quand la raison a acquis son plein développement, il faut s'appliquer à fortifier la volonté, à la rendre ferme et persévérante : comme toutes les facultés, elle s'accroît par l'exercice, et à mesure qu'elle se sent plus sûre d'elle-même et plus confiante dans ses ressources, elle acquiert d'autres qualités, l'esprit d'initiative, la prudence, le courage qui augmentent singulièrement sa puissance. Dans les actes de la vie physique, la volonté est source d'énergie ; dans les actes de la vie morale, elle est source de vertus : « la volonté, a dit Buffon, est une force qui commande à toutes les autres, lorsque nous la dirigeons avec intelligence. » Le travail, poursuivi avec persévérance, est un précieux agent de perfectionnement ; l'attention et l'application, qualités précieuses qu'on ne saurait trop s'efforcer de développer, ont une influence capitale sur la capacité de travail et plus encore sur les résultats donnés par le travail : un esprit attentif et appliqué arrive à mieux comprendre et à connaître, à pénétrer dans l'intimité des choses et à s'élever jusqu'aux sommets où réside la vérité.

Par-dessus tout, l'éducation doit sauvegarder la conscience, comme la plus précieuse des facultés de l'âme, la conscience, dont la sensibilité exquise perçoit et juge les impressions les plus délicates, dont la voix puissante commande haut et ferme et veut être obéie, dont le bien-être ou le malaise fait le bonheur ou le malheur de la vie.

Dans tout le cours de la vie, rien ne prévaut sur « ce jugement secret de l'âme, qui donne l'approbation aux actions bonnes et qui fait reproche des mauvaises » (Littré) ; aussi la mission la plus haute des parents et des éducateurs de la jeunesse est celle de veiller à la formation de la conscience de l'enfant, de s'efforcer d'y développer les sentiments de droiture, d'honneur, de solidarité et de charité, l'esprit de famille, le patriotisme, l'attachement aux devoirs, en un mot toutes les belles qualités qui doivent se manifester dans toutes nos actions ; d'y développer par contre l'horreur du mensonge, de l'égoïsme, de la passion de l'argent, de toutes les laideurs morales qui sont les tares de l'âme. Comme le bon sens distingue aisément le vrai du faux, la bonne conscience connaît d'instinct le bien et le mal, est attirée par le bien et repoussée par le mal et souvent, mieux que la raison, elle est le bon guide qu'il faut suivre dans les difficultés de la vie.

Lorsque, avec l'âge mûr, l'homme possède toute l'indépendance de sa conduite, il doit faire sa conscience et il en est seul responsable : ainsi que l'a très bien exprimé Mirabeau, « s'il est contraire à la morale d'agir contre sa conscience, il ne l'est pas moins de se faire une conscience d'après des principes faux et arbitraires ; l'obligation de faire sa conscience est antérieure à l'obligation de suivre sa conscience ». Ce n'est pas là chose aisée : à côté des devoirs formels devant lesquels une conscience droite ne peut éprouver aucune hésitation, que de circonstances où les intérêts, les passions, les usages entrent en jeu et où la raison reste indécise : alors le mieux est de se mettre loyalement en face de sa conscience et de prendre la résolution qui la met à l'aise et ne lui cause aucun ennui.

La conscience est la source des plus grandes joies et des

plus grands chagrins : tout devoir accompli et toute bonne action donnent à l'âme la paix et le contentement ; toute omission d'un devoir et toute mauvaise action troublent le repos de l'âme. « Il n'est bonté, dit Montaigne, qui ne resiouïsse une nature bien nee ; il y a certes ie ne sçais quelle congratulation de bien faire qui nous résiouit en nous mesmes, et une fierté généreuse qui accompaigne la bonne conscience » ; et ailleurs : « La meschanceté fabrique des torments contre soy... Aulcune cachette ne sert aux meschants, disait Epicurus, parce qu'ils ne se peuvent asseurer d'estre cachez, la conscience les descouvrant à eulx mesmes... Comme elle (la conscience) nous remplit de crainte, ainsi faict elle d'asseurance et de confiance, et ie puis dire avoir marché en plusieurs hazards d'un pas bien plus ferme, en consideration de la secrette science que j'avais de ma volonté et innocence de mes desseings... » Mieux encore, le pieux auteur de l'Imitation de J.-C. : « *Le témoignage d'une bonne conscience fait la gloire de l'homme de bien* (St Paul). Vous serez toujours en joie, tant que votre conscience ne vous fera point de reproche. Une bonne conscience est capable de souffrir beaucoup de choses et ressent de la joie au milieu des adversités. Une mauvaise conscience est toujours en crainte et en inquiétude. Vous jouirez d'un doux repos, si votre cœur ne vous reproche rien. Ne vous réjouissez pas lorsque vous aurez bien fait. Les méchants n'ont jamais de véritable joie et ne ressentent jamais de paix intérieure, parce qu'*il n'y a point de paix pour les impies* (Isaïe)... La gloire des bons est dans la conscience et non dans la bouche des hommes... *L'homme ne voit que le visage, mais Dieu voit le cœur* (Rois) ; l'homme considère les actions, et Dieu ne regarde que les intentions. »

Avec du bon sens et une bonne conscience, on possède les qualités essentielles de l'esprit et du cœur, celles auxquelles tout homme peut prétendre, celles que l'éducation doit avant tout s'appliquer à développer et celles que chacun doit s'efforcer de perfectionner en soi dans tout le cours de son existence...

***

Dans l'éducation des fonctions de tout ordre et de toute nature, nous avons vu partout et toujours l'activité fonctionnelle se présenter comme le meilleur moyen d'entretenir l'intégrité des organes dans leur structure et celle des fonctions dans leur puissance. Cette éducation, conduite avec méthode et avec mesure, a pour résultat d'accroître les aptitudes fonctionnelles et, avec le temps et un peu de persévérance, elle développe aussi de bonnes habitudes fonctionnelles qui sont ses plus précieux bienfaits. Quand ces habitudes sont acquises, la fonction sem-

13

ble s'exécuter par un acte purement automatique ou réflexe, et la volonté n'intervient plus que pour donner la première impulsion, puis pour surveiller l'exécution et redresser au besoin les défectuosités.

L'entraînement sous toutes ses formes, apprentissage, dressage, instruction intellectuelle ou morale, augmente la valeur des fonctions et les amène au degré de perfection dont elles sont capables. Le pouvoir éducateur de l'entraînement est tel qu'il semble quelquefois créer de toute pièce l'organe destiné à accomplir tel acte plus ou moins compliqué ; en réalité, il ne crée pas l'organe, il ne fait que l'adapter à la fonction, mais il le fait si bien qu'on pourrait croire à une fonction nouvelle et à la création d'un organe nouveau pour l'exécuter.

De même, dans l'ordre intellectuel et moral, l'éducation rehausse les facultés supérieures qui sont l'apanage et l'honneur de l'humanité, elle produit des hommes éclairés et bons.

Merveilleuse puissance de l'éducation qui, par une discipline bien ordonnée, est productrice d'énergie et de vertu.

CHAPITRE III

LA CHASTETÉ

LA CHASTETÉ

Comme tous les êtres vivants, l'homme doit pourvoir à sa conservation personnelle ; il doit aussi pourvoir à la conservation de l'espèce à laquelle il appartient : ainsi se trouve assurée la continuité de la vie. La vie de l'individu est courte : il naît, il s'accroît, demeure stationnaire pour un temps, puis il décline et il meurt ; mais, durant la période de sa maturité, il a le privilège de pouvoir se reproduire, en engendrant des êtres semblables à lui, qui seront comme le prolongement et même le développement de sa propre existence.

« Croissez et multipliez », dit l'Écriture ; impérieux précepte qui, dans son admirable concision, résume la part de chaque être vivant dans la vie universelle. Voilà la double loi à laquelle l'humanité doit obéir ; l'homme ne saurait s'y soustraire sans déchoir. Cette loi est inscrite au plus profond de la conscience humaine et elle suscite deux des plus puissants instincts de la nature, celui de la conservation et celui de la reproduction. Au cours de sa vie, l'homme assure sa propre conservation par la nutrition, il assure la conservation de l'espèce par la génération.

Entre toutes les fonctions de l'économie, il n'en est pas de plus haute que la fonction de génération qui, par une sorte de création incessamment renouvelée, entretient la persistance de la vie et sa transmission continue et indéfinie. Par la puissance génératrice, l'homme participe, si l'on ose ainsi dire, à l'œuvre de la création, il donne à ceux qui naîtront de lui la vie qu'il a reçue, sans en épuiser la source qui, issue du Créateur, se renouvelle d'âge en âge, toujours animée du même souffle originel, toujours capable de renaître et de se perpétuer.

Devant une pareille fonction, comment n'être pas saisi d'une admiration respectueuse pour l'œuvre à accomplir? Mais comment n'être pas aussi pénétré de la gravité des devoirs qu'elle impose et des responsabilités qu'elle engage? C'est à la morale et à la religion qu'il appartient d'envisager une aussi haute question par ces aspects, qui soulèvent les plus graves problèmes de la vie individuelle et de la vie sociale. Plus modeste est le rôle de l'hygiène, qui se borne à étudier la fonction dans ses rapports avec la santé, et qui en déduit des préceptes applicables tant à la santé de l'individu qu'à celle de la famille et même à celle de la société.

*
* *

Dans l'espèce humaine, comme chez la plupart des animaux et des végétaux, la génération exige le concours de deux individus de même espèce, mais de sexe différent ; tous deux collaborent, chacun avec son rôle distinct, à la grande œuvre.

L'union de deux êtres de sexe différent, avec la procréation pour but et pour résultat, est un des actes les plus merveilleux et aussi les plus mystérieux qu'il soit donné aux êtres vivants d'accomplir dans l'ordre de la nature ; et quand cet acte concerne l'homme et la femme, unis pour engendrer un être qui sera doué d'une âme en même temps que d'un corps, alors il s'élève et s'ennoblit.

D'autre part, tout ce qui concerne cette œuvré a une importance telle sur la santé, que l'hygiène doit intervenir aussi et joindre ses efforts à ceux de la religion, de la morale et des lois civiles pour en régler l'accomplissement : intervention délicate, au regard d'une fonction dans laquelle il est malaisé d'imposer aux passions les freins nécessaires, et qui peut susciter les plus grandes vertus ou entraîner les plus grands vices, suivant les mobiles qui la dirigent.

Cependant, si l'on veut bien réduire la question à ses termes fondamentaux un seul mot résume tous les principes qui doivent ici servir de guides : c'est la chasteté, en tant que vertu qui prescrit des règles à l'usage de la fonction génitale ; à l'inverse, l'impureté comprend tous les écarts qui compromettent l'exercice régulier de cette fonction. « La pureté (ou chasteté), dit excellemment un moraliste religieux, consiste dans la parfaite maîtrise de la volonté sur les sens. Les âmes pures sont donc, non point celles qui n'ont point de sens et qui dès lors ne seraient point humaines, mais celles qui leur ont imposé une règle et les ont soumis au devoir » (Guibert, *De la pureté*).

*
* *

La plupart des fonctions essentielles de l'économie sont sollicitées par un instinct, un appétit qui en est le premier moteur : ainsi en est-il pour la fonction de nutrition qui préside à la conservation de l'individu, et il en est de même pour la fonction de reproduction qui préside à la conservation de l'espèce.

L'instinct génital n'apparaît qu'à l'époque où l'individu a acquis son complet développement : jusque-là il sommeille, toute l'activité nutritive étant consacrée à l'accroissement corporel. Quand la croissance est presque achevée, les organes destinés à la reproduction, rudimentaires durant l'enfance, se développent à leur tour et arrivent à maturation ; en même temps surgit cet instinct sexuel qui, d'abord vague et presque inconscient, se précisera plus tard. Premier moment critique, où le sens génital commence à s'émouvoir, où le caractère devient impressionnable et mobile, où la curiosité est éveillée par des sensations nouvelles. Cette évolution, qui caractérise la puberté, s'accomplit en plusieurs années. Pendant ce temps, de grands changements, presque une transformation, se montrent dans l'habitude extérieure du corps : les attributs de l'enfance disparaissent pour faire place à ceux de l'âge mûr ; non moins profonds sont les changements qui se produisent dans la vie intérieure : la sensibilité s'exalte, la volonté s'affirme, les facultés supérieures prennent conscience d'elles-mêmes, en un mot la personnalité s'établit. Durant cette phase, délicate et périlleuse, où le système nerveux joue un si grand rôle, des désordres surviennent aisément sous les influences les plus légères, et ils pourraient acquérir un fâcheux développement, si la sollicitude des parents et des maîtres ne s'appliquait à écarter toutes les occasions nuisibles, à surveiller les premières manifestations anomales et à ramener le calme et l'ordre par des interventions discrètes, par une orientation intellectuelle sérieuse, par des distractions agréables, par des exercices physiques salutaires, véritables dérivatifs de l'excitation nerveuse. C'est alors aussi qu'il importe de prémunir ces jeunes êtres, si faciles à entraîner, contre des initiations ou des exemples vicieux, origine habituelle de ces pratiques solitaires, qui sont le point de départ de graves troubles, non seulement dans le caractère, dans l'intelligence, dans les qualités morales, mais même dans la santé corporelle.

Une fois éclos au début de l'adolescence, l'instinct génital reste actif pendant toute la durée de l'âge mûr, il ne décline que dans la vieillesse et ne s'éteint qu'à un âge avancé.

La longue période de la maturité, qui embrasse plus de la moitié de la vie, est vraiment le temps de la fécondité, non seulement pour la reproduction, mais encore dans toutes les branches de l'activité humaine : c'est durant ce temps que l'homme voit ses forces musculaires et ses facultés intellectuelles se développer et acquérir toute leur puissance, qu'il travaille et qu'il reçoit le prix de ses efforts, qu'il apprend et qu'il enseigne, qu'il donne sa mesure en produisant les œuvres de son habileté et de son génie, en un mot qu'il est utile à lui-même et aux autres ; c'est aussi durant son cours qu'il fonde une famille, qui devient l'objet de son principal souci et la source de ses meilleures joies.

Mais, pour qu'elle produise tous ses fruits, cette période, la plus belle de la vie, doit être cultivée avec sagesse, soumise à une discipline qui permette le développement harmonieux de toutes les facultés et dirige leur emploi de façon à en assurer le meilleur exercice. Pour ce qui est de la fonction génitale en particulier, dont personne n'ignore l'immense influence dans toutes les phases de la vie, c'est la chasteté, entendue au sens général que nous lui avons attribué, qui doit être la règle directrice. Grâce à cette vertu, l'homme maintient sa santé, il remplit sa mission providentielle et il trouve sa récompense dans les satisfactions légitimes, tandis que, sans la chasteté, il n'est entouré que de risques, de dangers et de malheurs redoutables.

Pendant toute l'adolescence et jusqu'au mariage, la règle imposée par l'hygiène, autant que par la morale et par la religion, se résume en un seul mot, la continence, c'est-à-dire l'abstention complète.

Que cette règle soit parfois difficile à observer, il n'y a pas à le dissimuler : les sollicitations de l'instinct sont pressantes, et elles sont trop souvent surexcitées par l'atmosphère morale ou, pour mieux dire, immorale qui nous environne ; mais elles ne sont pas insurmontables, et si la réserve est malaisée à garder, le mérite n'en est que plus grand pour ceux qui y demeurent fermement attachés. N'a-t-on pas d'ailleurs exagéré ces difficultés? Les impulsions instinctives ne sont pas assez puissantes pour prévaloir sur une raison ferme et droite et sur des principes moraux et religieux solidement établis ; au surplus, on peut les combattre efficacement par des travaux intellectuels et par des exercices physiques suffisants pour dépenser toute la sève : quand l'esprit est occupé d'œuvres sérieuses et que le corps est tenu en bon équilibre par l'activité physique, toutes les fonctions s'accomplissent dans le calme et les besoins instinctifs demeurent modérés. Ce que les médecins doivent dire et ce qu'ils peuvent affirmer hautement, c'est que la continence n'a pas pour la santé les inconvénients qu'on lui a indûment attribués et qu'elle a, au contraire, des avantages incontestables. Il est certain, en effet, comme l'a dit un maître, que « la continence n'a jamais fait de victimes », qu'elle n'est même pas si pénible qu'on se plaît à le dire et qu'elle n'entraîne que des malaises légers, si des excitations malsaines n'ont pas exalté le sens génésique (Fournier). Bien loin d'être une condition défavorable, la continence volontaire, outre qu'elle préserve la santé de risques terribles, entretient la vigueur physique, intellectuelle et morale ; avec elle, toutes les énergies trouvent leur emploi dans des œuvres saines, et on a pu dire avec raison que la virginité était une puissance.

Malheureusement, l'adolescence est l'âge des passions et de toutes les tentations qu'elles entraînent. Les passions apparaissent dès le premier éveil de l'instinct pour durer, peut-on dire, toute la vie : dès lors, que d'écueils, que de dangers ! L'adolescent les ignore, et risque d'y succomber, à moins qu'une autorité prévoyante ne les lui signale et ne cherche d'avance à l'en préserver : séparé du foyer familial par les exigences de l'éducation ou par les nécessités de la vie, il est livré aux hasards de promiscuités dangereuses. Si la vie en commun, dans le jeune âge, a des avantages certains pour la formation du caractère, si elle est une source féconde d'enseignement mutuel, si elle suscite des amitiés précieuses, en revanche elle expose à des risques redoutables. Que de fois une brebis galeuse suffit pour infecter un troupeau ! Des initiations suspectes, des conversations libertines, des exemples plus funestes encore ont tôt fait de ternir une conscience fragile et de laisser entrer l'ennemi dans la place ; l'œuvre chèrement édifiée par la famille fléchit trop facilement sous la pression des camarades et des amis : comme la contagion des fièvres dont on connaît la funeste activité sur la jeunesse, la contagion morale exerce aisément ses ravages dans un milieu qui n'y oppose qu'une bien faible résistance.

Les dangers ne font que s'accroître à mesure qu'on

approche de la maturité : l'instinct parle plus impérieusement, l'appétit est plus pressant ; et puis, c'est le moment où la vie devient plus libre et où se présentent en foule les occasions d'excitations sensuelles : lectures de romans, pièces de théâtre où une censure même peu rigide ne trouverait que trop d'occasions de s'émouvoir, licence des rues souillées d'images pornographiques, étalage de la prostitution qui guette surtout la jeunesse ; et si à toutes ces causes s'ajoutent l'éloignement de la famille et de ses joies saines, l'isolement et l'entraînement par des camarades, il faut une vertu robuste pour résister aux séductions qui s'offrent de toutes parts et c'est alors que la chasteté est vraiment en péril.

Ce ne sont plus, à l'ordinaire, les plaisirs solitaires, vice honteux de l'adolescence, qui sont le plus à craindre ; ce sont les rencontres hasardeuses, les relations faciles où le cœur n'a qu'une bien faible part, presque aussitôt rompues qu'établies, les caprices qui mènent parfois à des liaisons plus durables et qui sont suivies de plus de larmes et de douleurs qu'elles n'ont donné de joies et d'agrément, sans compter les brèches graves au patrimoine qu'elles gaspillent follement. A toutes ces vilenies qui portent à la valeur morale les plus rudes atteintes, il faut ajouter les risques effroyables que l'inconduite fait courir à la santé.

Entre toutes les causes capables d'altérer profondément la santé, il n'en est pas de plus efficace que les excès vénériens, en raison de l'ébranlement qu'ils produisent dans le système nerveux. Celui-ci est à la fois le siège des plus nobles facultés et le régulateur de toutes les fonctions de l'économie. Aussi, par le trouble qu'ils jettent dans un si puissant appareil, ces excès n'entraînent pas seulement l'amoindrissement de l'intelligence et des multiples facultés dévolues au système nerveux, mais en même temps ils compromettent toutes les autres fonctions en les privant du régulateur qui en assurait l'exercice harmonieux. Ainsi se consomme la déchéance, trop souvent même la ruine de la santé tout entière, outre que l'organisme ainsi taré est une porte ouverte à l'agression des maladies communes auxquelles lui en particulier n'oppose qu'une résistance insuffisante.

Ce n'est pas tout encore. Il y a un terrible danger qu'il faut bien faire connaître, car la crainte de ce danger est capable d'arrêter sur la pente fatale ceux que des freins d'un ordre plus élevé ne suffiraient pas à retenir ; il y a les maladies vénériennes, l'une surtout dont on a pu dire qu'elle constitue, avec l'alcoolisme et la tuberculose, la triade des pestes contemporaines. Si facile à contracter, si difficile à guérir, si même on en guérit jamais, les médecins seuls connaissent, et la fréquence de cette « avarie », et sa diffusion même dans des milieux où on ne s'attendrait guère à la rencontrer, et les terribles conséquences qu'elle entraîne dans le présent et dans l'avenir.

Pauvre jeunesse, victime de passions auxquelles elle se livre si inconsidérément ! Que de carrières brisées, que d'espérances perdues, que de santés ruinées, que de laideurs acquises par les fautes de jeunesse !

Qu'elle est belle, au contraire, et aimable la jeunesse qui s'avance d'un pas ferme vers la maturité en restant chaste de corps et chaste d'âme, préservée de toute souillure par la pudeur, ce sentiment exquis qui écarte d'instinct tout ce qui peut offenser la conscience et en ternir la pureté !

Enfin voici l'heure du mariage, trop souvent retardée par les exigences de la vie ; heure souhaitable, car il n'est pas bon que l'homme et la femme vivent séparés. Le célibat, respectable lorsqu'il est imposé par la vocation religieuse ou par des raisons majeures de santé, est blâmable lorsqu'il n'a pour prétexte que l'égoïsme ou l'ambition, sentiments également insatiables, qui se complaisent dans la libre jouissance de plaisirs faciles ou dans la poursuite d'avantages dont la conquête recule dès qu'on s'en approche, et qui refusent de s'embarrasser des charges d'une famille.

L'importance du mariage, tant au point de vue de l'individu qu'à celui de la famille et de la société, est telle que, de tout temps, les lois civiles et les préceptes religieux ont concouru à en régler les conditions essentielles et à en fixer les devoirs. Mais l'hygiène a aussi quelques mots à dire, qui concernent la santé physique et même morale dans le mariage : le médecin de famille, qu'on ne consulte pas assez sur ces questions, aurait souvent à intervenir d'une façon utile, au moins autant pour préserver de risques dangereux que pour remédier plus tard à leurs conséquences.

Dans le mariage, l'œuvre conjugale est foncièrement morale : elle est dans l'ordre naturel, puisqu'elle a pour but la conservation de l'espèce ; elle est un devoir, dont la Providence a assuré l'accomplissement en y ajoutant l'attrait du plaisir. Mais cet attrait expose à des entraînements que la chasteté réprouve et qui peuvent causer des dommages à la santé. Au début, les ardeurs de la lune de miel doivent être contenues par un respect mutuel, par une délicatesse qui craint d'offenser la pudeur, et aussi la nécessité de ménager des organes qui viennent seulement de s'éveiller à une nouvelle fonction.

Il doit y avoir, même dans le mariage, une certaine continence : l'homme et la femme doivent se donner l'un à l'autre tout entiers, corps et âme ; mais la modération dans les rapports conjugaux n'est pas seulement favorable à la santé morale, en laissant à l'esprit et au cœur la prééminence qui leur appartient, elle est utile aussi à la santé corporelle en assurant le calme dans l'exercice de la fonction et en mettant celle-ci dans les meilleures conditions pour atteindre son but légitime, la procréation. Montaigne a, comme à son ordinaire, marqué en termes saisissants l'obligation de cette réserve : « Je veux apprendre cecy aux maris,... c'est que les plaisirs mesmes qu'ils ont à l'accointance de leurs femmes sont réprouvez, si la modération n'y est observée, et qu'il y a de quoy faillir en licence et desbordement en ce subiect là, comme en un subiect illégitime. C'est une religieuse liaison et dévote que le mariage : voilà pourquoy le plaisir qu'on en tire, ce doibt estre un plaisir retenu, serieux, et meslé à quelque severité ; ce doibt estre une volupté aulcunement prudente et consciencieuse. »

Voilà les règles d'une union chaste qui, tout en donnant une satisfaction légitime à l'instinct de la procréation et au devoir de former une famille, s'applique surtout à parfaire l'accord des cœurs. Chacun des deux êtres étroitement unis est confiant, généreux, désintéressé, dévoué jusqu'au sacrifice ; chacun cherche le bonheur de l'autre plus que le sien propre. La communauté des pensées et des sentiments, qui se réflète dans la physionomie, est telle que le mari et la femme arrivent souvent à se ressembler ; ils sont vraiment unis par un lien indissoluble.

La venue des enfants, fruits d'un amour partagé, est accueillie avec bonheur ; elle resserre encore le lien conjugal dans le partage des devoirs et dans celui des joies et des soucis. Le père et la mère y ont une part égale. C'est à la mère d'abord qu'incombe le premier devoir, celui de nourrir l'enfant elle-même de son lait et, sauf empêchement absolu qui est rare, elle ne doit pas s'y soustraire : l'allaitement par la mère n'est en quelque sorte que le prolongement naturel de la vie que la mère communique à son enfant depuis la fécondation du germe ; et l'enfant a droit au lait de sa mère, parce qu'il a droit de vivre d'abord aux dépens de celle qui lui a donné naissance. Longtemps aussi, la mère seule trouvera dans sa sollicitude les moyens de donner au petit être fragile tous les soins que sa faiblesse réclame ; mais, comme récompense de son dévouement, quelles joies et quelle fierté d'avoir à soutenir les premiers pas, à diriger la première éducation, à éveiller la conscience, à prendre une influence qu'elle conservera toujours avec l'affection respectueuse de son enfant. Le père participe à tous ces bonheurs et à toutes ces obligations par son travail qui assure la subsistance ; son rôle grandira à mesure que viendra le temps d'instruire l'intelligence de l'enfant, de former son caractère, de développer sa personnalité, de l'éclairer par des conseils fermes et bienveillants. Les animaux eux-mêmes, uniquement guidés par l'instinct, donnent des exemples saisissants de cette communauté de sentiments pour la création d'une famille. Un couple d'oiseaux, un mâle et une femelle s'unissent en vue de la reproduction ; d'abord ils associent leur travail pour construire le nid qui sera le foyer familial, ils le garnissent d'un fond moelleux, ils y déposent les œufs qu'ils couvent avec assiduité ; quand les œufs sont éclos, ils élèvent les petits nouveau-nés en assurant leur nourriture, en maintenant leur chaleur et en les protégeant contre toute agression nuisible, jusqu'au jour où les poussins, ayant achevé leur croissance, quitteront le berceau pour chercher ailleurs une vie indépendante et fonder à leur tour de nouveaux groupes familiaux.

La vie de famille est une des meilleures sauvegardes de la chasteté de ses membres. Dans le milieu familial, le respect réciproque et la solidarité morale entretiennent la dignité dans les actions et la réserve dans le langage. L'atmosphère de pureté qui entoure la famille est comme un cordon sanitaire qui arrête les assauts des passions malsaines et préserve des souillures : là, point de mauvais exemples ni de mauvais conseils, pas même de conversations capables de froisser des consciences délicates. Quel est le père ou la mère qui pourrait, sans frémir, recevoir les tendresses de ses enfants, après avoir reçu les caresses impures d'une passion coupable ? Quels sont les enfants qui supporteraient sans angoisse les regards de leurs parents après avoir trahi leur confiance par des désordres graves ? Celui qui serait exposé à porter atteinte à l'honneur de la famille sera souvent retenu par la crainte de se sentir indigne de participer à la vie respectable du milieu qui l'entoure.

Parmi tous les désastres que les passions entraînent, il n'en est pas de plus lamentables que ceux que provoquent les passions sexuelles. Que de familles dissociées, brisées, aussi troublées dans leurs intérêts moraux que dans leur fortune matérielle, par la faute d'un père ou d'une mère, par l'inconduite d'un fils ou d'une fille ! Hélas, doivent ajouter les médecins, que de familles atteintes dans leur santé par des maladies qui ne vicient pas seulement la constitution de celui qui en a été le premier touché, mais qui se propagent autour de lui ou retentissent dans sa descendance, accumulant des hécatombes de victimes innocentes qui supportent le fardeau de fautes qu'elles n'ont pas commises.

Dieu bénit, dit-on, les grandes familles : c'est là qu'on voit souvent surgir, chez les parents les vertus que suscitent les impérieux devoirs d'une nombreuse paternité, chez les enfants les qualités que développe l'éducation mutuelle et la solidarité affectueuse qui rassemble tous les membres en un faisceau unique et les rend forts contre l'adversité.

Cependant les familles nombreuses sont de plus en plus rares en France, et, quoique la mortalité soit reculée et que la durée moyenne de la vie soit plus longue, le chiffre de la population va s'abaissant, parce que le nombre des naissances diminue. La plupart des familles n'ont qu'un ou deux enfants, alors que la moyenne devrait être de trois ou quatre, et celles qui en ont davantage sont l'exception. A quelles conditions se rattache cet abaissement de la natalité? « C'est la diminution de la fécondité des mariages qui doit être invoquée à l'exclusion de toute autre » (Maurel). Et pourquoi en est-il ainsi? Quelles sont les causes de cette stérilité relative? A cette question si grave pour notre pays dont la dépopulation progressive commande les plus vives inquiétudes, l'observation médicale apporte des enseignements qui ne sont pas contestables. Assurément les excès de toutes sortes ont une part d'influence et ce n'est pas chez les viveurs et chez les débauchés qu'il faudrait chercher la fécondité ; l'alcoolisme, si répandu partout en France, l'arthritisme même, si commun dans toutes les classes de la société, et surtout

« l'avarie » ont une action plus funeste encore, soit en produisant directement la stérilité, soit en entraînant dans le germe une altération si profonde que ce germe est d'avance voué à une mort prématurée. Mais il est certain que ces causes, si puissantes qu'elles soient et aussi toutes celles d'ordre économique qu'on a invoquées, n'apportent ici qu'un appoint ; les causes dominantes de la dépopulation sont ailleurs : elles sont, il n'y a pas à le dissimuler et il faut l'avouer loyalement, dût quelque honte en rejaillir sur notre pays, dans les pratiques abortives et surtout dans la restriction volontaire.

Ainsi que l'a dit éloquemment M. Gueneau de Mussy, « cette restriction volontaire, que l'on a osé qualifier de prévoyante réserve, de contrainte morale, détourne de son but final l'acte reproducteur..., c'est une satisfaction donnée à la sensualité en méconnaissant la fin providentielle de cette œuvre... » ; mais « on ne viole pas impunément les lois naturelles » : à la grave offense portée à la morale, la santé elle-même paye son tribut en maladies d'organes « dont l'intégrité est compromise par des excitations malsaines ».

Il est grand temps de réagir contre ces détestables, ces criminelles pratiques. S'il est loisible d'user des droits conférés par le mariage en suivant les sollicitations naturelles, il convient d'y apporter une certaine réserve : la santé l'exige autant que la dignité. J'ai lu quelque part que, suivant saint Thomas, « *virtus est ordo amoris* », l'ordre dans l'amour est une vertu ; l'union des sexes ne doit jamais servir à d'autres fins que celles qui lui sont assignées par la nature. Il faut accepter généreusement les charges et les obligations de la famille : c'est un devoir souvent difficile à remplir et dont les exigences de la vie moderne augmentent le poids de jour en jour, mais qui ne va pas sans honneur et sans de précieuses compensations.

On a cru voir et on a dénoncé avec malveillance la diminution de la natalité en France comme un signe de sénilité nationale et comme un présage de décadence pour notre pays. Eh bien non, la cause de la dépopulation n'est pas là, et si la France produit moins d'enfants, ce n'est pas qu'elle ne puisse en produire, c'est qu'elle ne le veut pas. Aussi la déchéance dont on nous menace serait-elle inévitable, si l'on se résignait à s'incliner devant un fait qui se poursuit depuis longtemps déjà avec une constante régularité ; mais il est permis d'espérer qu'on saura se redresser devant le grand péril qui nous menace et que, au concours de sages mesures économiques, on ajoutera un vigoureux effort pour le relèvement de la moralité publique. Là est le salut.

*
* *

Entre toutes les conditions qui contribuent à l'entretien de la santé et qui font l'homme heureux ou malheureux, la discipline de la fonction sexuelle est, à n'en pas douter, une des plus importantes. Quand cette fonction s'accomplit dans l'ordre et la mesure, qu'elle est étroitement soumise à son but et qu'elle est réglée dans son exercice, tout va bien pour l'individu et pour la société; quand elle est désordonnée, livrée aux passions ou détournée de son objet, tout va mal, c'est le trouble, c'est souvent la maladie ou la ruine. D'un côté, on trouve la paix et la joie, la santé physique et la santé morale; de l'autre côté, on ne trouve que le trouble, le chagrin, la déchéance du corps et de l'âme. L'expérience de tous les jours fait voir les bienfaits de la vie sexuelle bien ordonnée, les méfaits de la vie sexuelle livrée aux excès ou au libertinage; elle montre que la chasteté est une vertu salutaire à la santé, source de bien-être, tandis que l'impureté est un vice funeste, cause d'amoindrissement et de ruine pour l'individu et pour la société.

CHAPITRE IV

LA PROPRETÉ

LA PROPRETÉ

Parmi les conditions hygiéniques qui sont utiles pour le maintien de la santé, il n'en est guère qui soient plus importantes que la propreté. Il faut déclarer cependant que les préjugés et les erreurs, qui fourmillent à ce sujet, entretiennent des habitudes défectueuses que l'éducation devrait corriger, au grand avantage du bien-être physique et même moral de l'individu et de la société.

Tout le monde a la prétention d'être propre, ou croit l'être : illusion fâcheuse, car trop souvent cette qualité reste imparfaite. Soit par ignorance, soit par incurie ou sous des prétextes divers, chacun commet contre la propreté des infractions fréquentes aux exigences de l'hygiène.

Un des philosophes les plus célèbres du siècle dernier, qui était aussi un des plus fins lettrés, n'osait pas, m'a-t-on dit, changer de gilet de flanelle durant tout l'hiver, parce qu'il pensait que cette pratique aurait pu l'enrhumer ; aussi l'entrebâillement de ses manches laissait voir que les bords de ce vêtement intime étaient beaucoup moins nets que son style.

Dans une école supérieure de Paris, consacrée à la plus haute culture intellectuelle, les soins du corps étaient trop sacrifiés à l'éducation de l'esprit. Un jour, un des élèves avait à consulter pour une entorse du pied ; la directrice de l'infirmerie, à qui sa longue expérience inspirait une méfiance justifiée, engagea le patient à prendre un bain de la partie malade, avant de la soumettre à l'examen du médecin : « Faut-il baigner les deux pieds ? — Pendant que vous y êtes, il n'en coûtera pas plus ; profitez de l'occasion ! »

Les dehors sont parfois sauvegardés et les parties découvertes sont propres en apparence, mais les dessous sont souvent loin d'avoir même qualité : la coquetterie peut être satisfaite, l'hygiène ne l'est pas. Que de fois le médecin est prié d'ajourner un examen qu'on n'avait pas prévu et qui pourrait révéler des négligences regrettables !

La propreté est un besoin qui semble inhérent à tous les êtres vivants, et ce besoin éveille en eux un instinct, qui se manifeste par des actes capables d'écarter tout ce qui pourrait troubler la santé du corps, tout ce qui pourrait le souiller et le déshonorer. Les animaux font leur toilette corporelle et celle de leurs petits : ils se frottent, ils se lavent, ils se débarrassent de tout ce qui les salit; ils semblent même avoir souci de leurs avantages extérieurs. Les plantes elles-mêmes rejettent les impuretés et les souillures qui pourraient leur être nuisibles ou compromettre leur intégrité.

La propreté est une des beautés de l'économie vivante : le tourbillon de la vie tend à emporter et à faire disparaître tous ses déchets, toutes ses matières usées, en vue de maintenir sa simple, mais splendide pureté.

Dès l'origine des sociétés humaines, les conducteurs d'hommes, préoccupés d'assurer la santé des individus et celle des agglomérations populaires, ont formulé des préceptes parmi lesquels ceux qui concernent la propreté occupent un rang éminent; et ces préceptes ont eu d'abord un caractère religieux qui leur donnait une force irrésistible.

Moïse, aussi grand hygiéniste que grand législateur, a, dans maints passages du Lévitique, prescrit aux Hébreux des mesures de propreté destinées à sauvegarder leur santé personnelle et la salubrité de la « tente » et du « camp », qui, aujourd'hui encore, sont aussi admirables par la précision des détails que par l'esprit qui les a inspirées[1].

1. Peu de temps avant sa mort, Noël Gueneau de Mussy a consacré à l'Hygiène de Moïse plusieurs articles remarquables (*Union médicale*).

Les Grecs, les Romains surtout, si soucieux de la valeur physique de l'homme, ont donné aux soins du corps une importance majeure, et partout où ils ont conduit leurs armées conquérantes, ils ont bâti des Thermes dont les ruines attestent que la propreté corporelle était pour eux un besoin et que, sans doute, ils l'imposaient aux autres comme un devoir.

Mahomet prescrit à ses adeptes des lavages fréquents, sous forme d'ablutions qui font partie des pratiques religieuses : les principales actions et les repas sont, plusieurs fois par jour, accompagnés de prières et d'ablutions : « s'abluer avant le repas chasse le chagrin ; s'abluer après le repas dissipe les soucis... ; s'abluer avant le sommeil est une louable pratique. » Le prophète se nettoyait les dents en promenant sur les dents transversalement le *miçouak* (cure-dent arabe formé d'une tige de bois tailladée à une extrémité en manière de pinceau ou de brosse), puis il buvait une gorgée. Les musulmans riches ont dans leurs demeures de grandes piscines qui invitent aux ablutions totales.

On a prétendu qu'au moyen âge l'influence religieuse avait eu pour effet, chez les chrétiens, de sacrifier les soins du corps à ceux de l'âme et de faire négliger même la propreté. Il y a là une insinuation et une exagération aussi peu fondées que malveillantes. Sans doute, la religion chrétienne met la culture spirituelle au-dessus de la culture corporelle, mais elle ne conseille pas pour cela de négliger les soins du corps. « Les nécessités du corps, dit le saint auteur de l'Imitation, sont fort pesantes en ce monde à l'homme intérieur..., toutes les choses nécessaires à l'entretien du corps sont pesantes à un esprit plein de ferveur. » Mais, ajoute-t-il, « faites que j'use de ces soulagements avec modération et que je ne les désire pas avec trop d'ardeur. Il n'est pas permis de les rejeter entièrement, parce qu'il faut aider et soutenir la nature ; mais la loi de Dieu défend de rechercher ceux qui sont superflus et qui font le plus de plaisir, car autrement la chair se révolterait contre l'esprit. » Les saints eux-mêmes, pour qui la simplicité était une des vertus les plus recommandables, ont, pour la plupart, expressément recommandé la propreté. Ainsi que le remarque M. Henri Joly dans sa *Psychologie des saints*, sainte Thérèse y insiste plus d'une fois, elle voulait même qu'on mît dans les constitutions de son ordre la nécessité de la propreté ; elle eût volontiers dit comme Philippe de Néri : « J'aime la pauvreté, non la malpropreté, » et, comme saint François de Sales, elle rangeait la propreté au nombre des petites vertus. Si un saint Benoît Labre poussait le mépris de son corps jusqu'à accepter la vermine à titre de mortification, il est permis de rappeler la parole de saint Jean Chrysostome que « tout n'est pas également saint dans la vie des saints ».

Les Japonais, entre autres leçons hygiéniques qu'ils ont données au monde dans leurs gigantesques guerres avec la Chine et avec la Russie, ont montré que, pour eux, la propreté était une des principales nécessités pour les armées en campagne.

Au rapport du Dr Matignon, les soldats du mikado ont fait l'admiration des troupes étrangères, non seulement par leur bravoure, leur discipline et leur endurance, mais aussi par leur méticuleuse propreté : ils faisaient leur toilette avant d'aller au feu : « Sous le premier empire, nos troupes se mettaient en grande tenue les jours de bataille ; on se parait pour la mort et la gloire, mais on ne se débarbouillait pas pour la circonstance ; l'apparat était tout et l'hygiène rien. Les Japonais, qui sont des novateurs, ont changé tout cela : certes ils ne mettaient pas leurs effets de parade, mais ils prenaient un bain, se savonnaient et revêtaient du linge propre. Coquetterie, point ; ordre des médecins : des corps débarbouillés de frais et du linge propre diminuent d'autant les chances d'infection des plaies et s'opposent aux appauvrissements des effectifs. Dès que l'armée de Mandchourie stationnait pour quelques jours dans les villages chinois, les compagnies installaient des baignoires de fortune avec des vieilles boîtes de pétrole, des caisses de bois étanches, des jarres chinoises mises en terre... Même pendant l'action, les Japonais n'oubliaient pas, quand ils le pouvaient, de faire de l'hygiène (chaque soldat était porteur d'un petit manuel d'hygiène individuel). Pendant la bataille de Moukden, j'ai vu nombre de fois des soldats, dont le bataillon était momentanément en réserve, profiter de l'accalmie pour faire chauffer de l'eau dans une marmite chinoise, se mettre tout nus dans quelque coin de mur bien ensoleillé et procéder à leurs ablutions ; ensuite ils se sentaient certainement plus dispos pour courir sus aux Russes... Dans toutes les cours des maisons occupées par des détachements, des baignoires étaient installées, elles contenaient toujours de l'eau chaude qu'on ne renouvelait pas de la journée et qui servait à dix ou quinze troupiers. Certes ce bain à l'eau non renouvelée est critiquable, mais encore mieux vaut des soldats se baignant presque tous les jours dans la même baignoire que des troupiers restant des mois sans se laver. » A la fin de la campagne, le service de santé procéda à une épuration de tous ceux qui y avaient pris part, et les 800 000 hommes qui rentraient victorieux de Mandchourie participèrent à la baignade générale : « Pour cela des piscines monstres furent installées dans les trois ports de débarquement ; la désinfection du corps se faisait à deux eaux, un bain d'eau de mer à 48 degrés, suivi d'un bain d'eau douce avec savonnage à la même température. Nul ne pouvait s'y soustraire : le maréchal Oyama y passa comme le dernier de ses sapeurs, comme les attachés militaires étrangers et les correspondants de journaux ; nul n'essaya de « carotter », car cette double baignade, qui eût été une corvée pour nos troupiers, était une joie pour les Nippons. » Curieux spectacle, avec l'accompagnement des acclamations populaires d'une foule délirante de patriotisme.

La propreté est d'ailleurs innée chez le Japonais. Dans l'empire du mikado, il n'est si pauvre maison qui n'ait deux choses, le drapeau du Soleil-Levant et une baignoire ; il n'est si pauvre auberge qui ne les ait aussi, et le voyageur de passage est invité à s'abluer dès son entrée : le patriotisme des Japonais n'a d'égal que leur propreté.

On excusera la longueur de ces citations : je les ai crues utiles pour les bons exemples qu'elles nous donnent et qu'elles nous invitent à imiter. Je craindrais pourtant d'abuser, en suivant encore le Dr Matignon dans la description qu'il donne, par contraste, de la malpropreté des Thibétains, des Mongols, des Chinois et des Coréens : hydrophobes en regard des hydrophiles. Il serait sans doute aisé de trouver chez nous des représentants de ces deux types opposés ; la majorité de nos concitoyens me paraît tenir le milieu entre ces extrêmes ; je ne veux pas dire que le milieu soit ici la sagesse.

*
* *

Les bains, les douches, les ablutions et les lotions, en un mot tous les lavages généraux ou partiels sont, avec les frictions, les moyens usuels d'entretenir la propreté du corps. Beaucoup trop négligés en France pendant longtemps, ces moyens tendent à se répandre dans tous les milieux sociaux, et ce n'est pas là un des moindres progrès de la civilisation moderne. La distribution de l'eau en abondance, dans toutes les maisons des villes, a contribué pour une grande part à donner le goût de la propreté, en rendant sa pratique facile et peu coûteuse. Nous ne sommes plus au temps où, à Paris même, on n'avait à sa disposition que l'eau de puits creusés dans un sol abondamment pollué, ou celle, assez chère, que des porteurs d'eau puisaient aux fontaines publiques ; où les établissements de bains se recommandaient de l'emploi de l'eau de Seine, dont l'insalubrité est notoire ; où, par conséquent, les gens économes étaient obligés de n'user de l'eau qu'avec parcimonie. Aujourd'hui, dans les habitations, on veut avoir de l'eau partout et à discrétion ; on prétendrait même en trouver ainsi distribuée dans les maisons de campagne qu'on loue pendant l'été : « Ces Parisiens sont donc bien sales, s'écriait un petit propriétaire, qu'ils ont besoin de tant d'eau pour se laver. »

Mais l'eau de source dont nous jouissons à Paris (quoique avec des substitutions trop fréquentes et toujours dangereuses), et dont nous pouvons user assez largement, est loin d'offrir l'invariable pureté qui devrait être sa principale qualité. Aussi, pour l'employer en toute sécurité, il conviendrait de la soumettre à une filtration efficace ou même à une ébullition capable de détruire les germes nocifs qu'elle peut contenir. Notre épiderme n'est pas toujours une barrière suffisante contre les germes nuisibles que l'eau peut contenir ; cette enveloppe protectrice a parfois des fissures : aussi, pour les petits enfants surtout, plus encore pour les nouveau-nés, il y a quelque danger à se servir d'une eau qui ne soit pas absolument pure, disons d'une eau qui n'ait pas préalablement bouilli ; nombre de petites éruptions n'ont pas d'autre origine que l'impureté de l'eau de toilette.

Le mode d'emploi de l'eau, pour les lavages, est d'ailleurs le plus souvent défectueux ; je veux parler, par exemple, de la toilette usuelle de la figure ou des mains dans une cuvette. Quelles que soient la dimension de la cuvette et la quantité d'eau qu'on y verse, on ne peut arriver, par ce procédé, qu'à une propreté relative : si on a les mains sales ou souillées, on commence par polluer l'eau et répandre dans sa masse toutes les impuretés qu'on y apporte, et c'est ainsi dans une eau malpropre qu'on achève de se laver ; erreur grossière, qui se contente des apparences et qui ne peut atteindre la réalité. Il faudrait, au moins, après cette toilette sommaire, se rincer les mains à eau courante, afin d'enlever les résidus d'un lavage imparfait ; c'est ce que font les blanchisseuses après la lessive du linge, ou les balayeurs des rues après le nettoyage des ruisseaux. Combien il serait plus simple et préférable de se laver sous un robinet, ce qui permettrait, avec une dépense d'eau beaucoup moindre, de faire, à eau courante, une toilette vraiment efficace.

A ce même point de vue et pour des raisons pareilles, je ne doute pas que le bain-douche, dont l'usage mérite d'être répandu et encouragé, puisse remplacer avec grand avantage le bain en baignoire : il réalise, en effet, un sérieux progrès, à la fois hygiénique et économique, puisqu'il assure un lavage beaucoup plus complet, que, d'autre part, il demande beaucoup moins de temps, et enfin que, dépensant moins d'eau, il coûte moins cher. Après la ville de Bordeaux, qui a été la première où on ait installé des bains-douches populaires, Paris a suivi ce bon exemple ; on y compte maintenant un certain nombre d'établissements de ce genre, surtout dans les quartiers ouvriers : tous sont très fréquentés et très appréciés ; chaque bain-douche, avec eau chaude et eau froide, y coûte vingt centimes, y compris, je crois, une serviette et un petit savon. On a récemment organisé de semblables appareils dans les habitations ouvrières que l'on fait construire pour les familles nombreuses dans un but philanthropique. A la bonne heure, voilà de la très utile hygiène. On peut d'ailleurs, à défaut d'une installation spéciale, le réaliser aisément partout, avec l'appareil dit collier-douche et ses accessoires. Jusqu'ici on semble réserver le bain-douche aux ouvriers, aux maisons d'assistance et aux asiles charitables : il est souhaitable que les privilégiés de la fortune ne dédaignent pas d'en adopter le très utile usage.

Les *frictions* générales sont encore de précieux agents de propreté : outre les avantages qu'elles présentent en stimulant les fonctions de la peau, en y activant la circulation, en l'habituant à réagir contre les impressions extérieures, outre leurs propriétés thérapeutiques qui sont en dehors de notre objet, elles contribuent puissamment à la propreté, en débarrassant la peau de tous les débris épidermiques qui séjournent à sa surface et en respectant seulement ceux de ses éléments que leur vitalité rend encore résistants. Elles s'associent d'ailleurs, avec de multiples bénéfices, aux bains et aux douches, qu'elles peuvent accompagner, précéder et suivre ; elles concourent au même résultat, la propreté du corps. Elles ont été, de tout temps, le procédé usuel pour la toilette des chevaux et des autres bestiaux ; comment se fait-il que l'homme ne les ait pas plus communément employées pour lui-même et qu'il attende le plus souvent, pour en faire usage, qu'elles lui soient prescrites par le médecin ?

Plusieurs parties du corps réclament des soins particuliers, que justifient la difficulté plus grande qu'il y a à les tenir en bon état de propreté, et plus encore leur condition de réceptacles habituels de nombreux germes offensifs.

La chevelure doit être brossée avec soin chaque jour, en ne craignant pas de frotter énergiquement la peau du crâne qu'il faut en outre laver de temps en temps ; cette simple pratique est suffisante, si les cheveux ne sont pas souillés par des pommades ou des cosmétiques qui, pour la plupart, sont plus nuisibles qu'utiles. On ne devrait jamais avoir besoin de cette toilette à fond, chère aux coiffeurs, qui, sous le nom de shampoing, ne convient qu'à ceux dont la tête est malpropre par défaut de soins habituels.

Le nez et les oreilles sont aisément et suffisamment nettoyés par un linge humide engagé dans leur entrée :

il est nuisible, en même temps que malséant, d'insinuer les doigts dans le nez ; il est dangereux d'introduire au fond des oreilles des cure-oreilles ou instruments rigides qui peuvent compromettre l'intégrité du tympan.

Paris, la ville des lumières à ce qu'on dit, est aussi la ville des poussières, des mauvaises odeurs et des bruits assourdissants ; il conviendrait de nous défendre de ces petits fléaux. Nous sommes, il est vrai, mal armés contre les bruits et les odeurs : tout ce que nous pouvons faire c'est de nous boucher les oreilles et ne les ouvrir qu'à la bonne parole et à la musique. Mais nous sommes pourvus d'excellents organes de défense contre les poussières ; ce sont les narines et les fosses nasales, qui sont munies de petits appareils perfectionnés, les cils vibratiles, sortes de sentinelles vigilantes, capables de barrer la route aux poussières et aux germes offensifs qui peuvent être contenus dans l'air. On pourrait d'ailleurs, en cas de séjour dans un foyer à émanations dangereuses, introduire dans les narines des substances antiseptiques destinées à détruire ces germes au passage.

La bouche et en particulier les dents devraient être beaucoup plus soignées qu'elles ne le sont en général : l'habitude, qui est la plus répandue, de se laver les dents tous les matins est insuffisante ; je dirai même que, si on ne voulait faire cette toilette qu'une fois par jour, le moment le plus convenable serait le soir avant le coucher, afin d'éviter le séjour entre les dents, pendant toute la nuit, de parcelles alimentaires qui s'altèrent, au grand dommage de la conservation des dents. En réalité, il convient de faire une toilette soignée de la bouche matin et soir : l'eau pure et un peu de savon, avec une brosse de crin assez dure, sont les meilleurs dentifrices ; si cela vous agrée, il vous est loisible de vous rincer la bouche avec une eau parfumée. Il serait certainement utile de laver la bouche après chaque repas, pour la débarrasser des résidus d'aliments ; il est aisé de le faire chez soi, à part, mais il faut avouer que l'usage du rince-bouche, dans les repas en commun, est quelque peu déplaisant. On ne saurait apporter trop de soin et d'exactitude dans les pratiques destinées à l'entretien de la bouche : c'est une coquetterie qui, par exception, mérite d'être encouragée.

Tout ce qui se rapporte aux organes génitaux est d'ordinaire entouré d'un mystère plus que discret. Je crois que cette réserve est fâcheuse, et qu'il serait très utile de faire, sous ce rapport, l'éducation des enfants avant l'âge où il devient plus délicat d'y appeler leur attention. Ici la propreté est de nécessité absolue et doit toujours être assurée ; l'habitude, contractée de bonne heure, de satisfaire à ses exigences ne risque en rien d'offenser la pudeur et, outre ses avantages pour l'hygiène physique, elle a aussi, je le crois, des avantages au point de vue de l'hygiène morale, en inspirant une aversion salutaire pour les contacts impurs et en développant le sentiment du respect que l'on doit à des organes qui ont à remplir une des fonctions les plus hautes de l'économie humaine. Comme le dit le pieux auteur de l'Imitation, « il faut se bien conduire dans les choses extérieures, suivant l'état et la liberté des enfants de Dieu, qui ne sont point dominés par les choses temporelles et ne s'y attachent point du cœur, mais les dominent et s'en servent pour les usages auxquels Dieu les a destinées, et de la manière prescrite par le souverain Artisan, qui ne souffre rien de déréglé dans ses créatures. » Du reste, il n'y a pas à épiloguer à perte de vue et à chercher le fin du fin : quelle mère, quand elle en connaîtra l'utilité, ne saura, en toute simplicité, faire sur ce point l'éducation de ses enfants dès le jeune âge ?

Quant aux parfums et aux cosmétiques, le mieux qu'on en puisse dire est qu'ils sont inutiles, quand ils ne sont pas nuisibles : la simple propreté, bien pratiquée, suffit. Par concession, un parfum léger peut être toléré, mais un parfum pénétrant doit toujours être interdit, il est contraire à la bienséance : *qui bene olet male olet*. Un parfum ne doit d'ailleurs jamais servir à dissimuler une mauvaise odeur ou les imperfections de la propreté. La désinfection est quelquefois nécessaire, et les moyens de l'obtenir ne manquent pas ; mais le masque d'un parfum serait une illusion, voire même une hypocrisie.

Point n'est besoin d'une installation coûteuse pour satisfaire aux soins de la propreté. Nous n'en avions aucune à notre disposition, au lendemain de la bataille de Sedan, dans l'ambulance dont je faisais partie ; pour compenser à cette pénurie, nous allions le matin, un de mes camarades et moi, sur les bords de la Meuse ; puis, sous un arbre, dans le simple appareil d'Adam avant la faute, nous procédions à une rinçade générale à eau courante, qui suffisait à notre toilette et nous débarrassait de la courbature laissée par une nuit passée sur deux bottes de paille étalées au ras du sol dans une cabane dévastée ; c'est là un des agréables souvenirs de cette campagne qui nous en a laissé tant de lugubres.

Dans l'établissement supérieur d'instruction dont j'ai déjà parlé, j'étais frappé de la parcimonie qui avait présidé à l'organisation des affaires de toilette : pour chaque élève, une pauvre petite cuvette avec un petit pot à l'eau, voisinant sur une petite planche avec les peignes et les brosses ; c'était tout. — « Cela n'est pas trop engageant, faisais-je observer ; — Quand on veut être propre, me fut-il répondu, on trouve toujours le moyen de l'être ; — Je n'en disconviens pas, mais quand on n'a pas été éduqué à la propreté, on n'y est guère invité par une telle pauvreté de moyens. » Finalement je dus m'incliner devant la raison budgétaire qui me fut opposée et ajourner à des temps meilleurs la réforme que je souhaitais.

J'avais eu occasion de visiter, à la même époque, dans le quartier de Monceau, un grand établissement d'instruction, qui alors était une école libre et qui depuis est devenu un lycée : là je voyais, dans toute la longueur des dortoirs, entre les deux rangées de lits, une vaste table de marbre, percée de trous avec cuvette en face de chaque lit et surmontée d'autant de robinets fournissant l'eau à discrétion ; à chaque toilette étaient annexés les ustensiles nécessaires, bien en évidence, de façon à ne permettre aucune négligence. A la bonne heure ; voilà qui était de la bonne éducation.

Les pratiques de la propreté corporelle demandent un peu de temps ; sans doute, mais c'est du temps bien employé. On est récompensé, par la sensation de bien-être qui atteste l'heureuse influence que la santé en éprouve, et par le surcroît d'énergie disponible qu'on y gagne.

Quand, ainsi épuré dès le saut du lit, débarrassé de la torpeur du sommeil par de copieuses ablutions, on va au dehors respirer l'air pur du matin, on se sent frais et dispos ; et si l'on a sous les yeux quelque beau spectacle de la nature, on sent l'âme elle-même s'élever, on aspire à la vertu.

*
* *

Une grande révolution s'est opérée de nos jours dans la conception de la propreté, quand notre grand Pasteur eut démontré l'extrême abondance des infiniment petits dans la nature, leur intervention dans les phénomènes de la vie, mais aussi, ce qui nous intéresse surtout au point de vue où nous sommes placés, leur rôle immense dans le développement d'un grand nombre de maladies. Désormais il ne suffit plus, pour atteindre la propreté vraie, d'écarter les souillures grossières qui offensent nos regards, il faut compter plus encore avec les microbes que l'on ne voit pas à l'œil nu et qui, cependant, sont plus dangereux encore que ce qu'on voit.

A la propreté apparente, il convient, dans quelques circonstances d'importance majeure, de substituer la propreté réelle ; tel est le but de l'*asepsie,* méthode qui a pour effet de prévenir les maladies septiques ou infectieuses qui peuvent pénétrer dans l'organisme par toute plaie ou toute érosion, en empêchant, par des moyens hygiéniques, l'introduction de microbes capables de produire une infection.

Il faut être bien convaincu et l'avouer sans ambages, nous n'avons jusqu'ici pratiqué et nous ne pratiquons encore, dans les soins corporels ordinaires, qu'une propreté relative ; j'ai hâte d'ajouter que cette propreté, pour imparfaite qu'elle soit, est suffisante quand notre corps est sain, quand il ne présente aucune fissure, c'est-à-dire aucune porte ouverte à l'invasion des ennemis du dehors, de ces microbes qui nous guettent, prêts à entrer par la moindre brèche faite à nos moyens de défense. Ces moyens de défense sont merveilleux : notre épiderme, malgré sa minceur et sa ténuité, oppose une barrière puissante à la pénétration des germes de maladie. Mais, pour peu que nous ayons cessé d'offrir à ces redoutables agents la résistance efficace que donne l'état de santé parfaite, pour peu que notre enveloppe épidermique ne soit plus intacte, à plus forte raison si les chirurgiens doivent nous imposer des incisions que leur audace bienfaisante conduit parfois jusque dans la profondeur de nos organes, alors la vulgaire propreté ne suffit plus, il faut la propreté vraie, absolue, celle que réalise l'asepsie ; ainsi seulement on peut prétendre être à l'abri des accidents qui compromettent l'heureuse issue de beaucoup de maladies, et des complications, plus redoutables encore et plus saisissantes aux yeux du public, qui faisaient autrefois la gravité de la plupart des opérations, et dont la préservation, grâce aux bienfaits des doctrines pastoriennes et aux mesures prophylactiques qui en découlent, permet aux chirurgiens de nos jours les entreprises les plus hardies et leur assure les succès les plus merveilleux.

Pour apprécier la distance qui sépare la propreté apparente de la propreté réelle, il suffit de regarder comment nous nous lavons les mains et comment les chirurgiens se les lavent. Nous avons déjà vu comment se fait d'ordinaire la toilette des mains : un peu d'eau dans une cuvette ou sous le robinet, un peu de savon, on frotte sommairement, on essuie ; les mains paraissent nettes, cela suffit, on se déclare satisfait. Les chirurgiens ont d'autres exigences, et cinq à dix minutes activement employées suffisent à peine pour obtenir les mains nettes : d'abord, lavage prolongé à eau courante, eau stérilisée chaude, avec savon et brosse de crin très rude ; puis, second lavage sous un filet d'alcool et un filet d'éther ; enfin, rinçage à l'eau stérilisée chaude ; pas d'essuie-mains, aucun contact avec un objet qui ne soit stérilisé. Certes, après ce violent nettoyage, les mains rouges, irritées par l'action des substances antiseptiques, n'ont pas l'agréable velouté que la coquetterie recherche, mais elles sont propres ; encore est-il que quelques chirurgiens ne sont pas pleinement rassurés sur ce résultat et que, de nos jours, la plupart opèrent avec les mains enveloppées de gants de caoutchouc, stérilisés au préalable, qui ne risquent pas de recéler, comme pourrait le faire une rainure d'ongle ou un pli de la peau, quelque germe capable de compromettre l'opération la mieux conduite.

Toutes les mesures d'asepsie, employées avec un soin méticuleux par les chirurgiens et par les accoucheurs, ne sont en somme qu'une minutieuse propreté, et les résultats qu'on en obtient paient largement le temps et la peine qu'elles réclament ; grâce à elles, que d'existences humaines sont aujourd'hui sauvées dans les circonstances les plus périlleuses !

La nature a de merveilleuses ressources pour triompher des maladies les plus graves, quand ses efforts vers la guérison ne sont pas entravés par l'agression des ennemis qui nous entourent et qui sont l'origine de presque toutes les complications. La propreté est un des moyens les plus efficaces d'éviter ces redoutables accidents, et je ne connais pas de conditions dans lesquelles la propreté ne soit opportune et ne doive être recommandée. Est-il un préjugé plus funeste, et cependant plus répandu, que celui qui consiste à croire qu'on ne doit pas laver les malades, ceux surtout qui ont la fièvre ? C'est plutôt deux ou trois fois qu'une qu'il faudrait faire leur toilette ; il n'y a pas de meilleur moyen de les prémunir contre les complications, souvent plus graves que la maladie initiale, qui surviennent à ceux qui ne sont pas propres. Comme les tisanes lavent les malades intérieurement et servent à entraîner les « humeurs peccantes » ou, comme on dit aujourd'hui, les toxines qui les empoisonnent, de même des lotions extérieures fréquentes les débarrassent des produits de sécrétion viciés qui les souillent, et aussi des germes qui pullulent à la surface de la peau et qui, surtout au cours des maladies, peuvent acquérir une terrible nocivité.

On ne saurait trop insister sur l'importance majeure de la propreté, comme moyen préventif de maladies, et comme moyen préventif de complications dans les maladies. L'hygiène est certainement la meilleure part de la médecine : et parmi les moyens qu'elle préconise pour assurer la santé et pour combattre les maladies, la propreté occupe un des premiers rangs, et ses bienfaits s'appliquent à la famille et à la société autant qu'à l'individu.

La propreté corporelle est éducatrice : pour celui même qui la pratique, elle l'entraîne tout naturellement à rechercher la netteté de son linge, de ses vêtements et de tout ce qui est à son usage personnel ; pour les autres, elle les invite à imiter le bon exemple qu'elle donne. Elle est la première, peut-être la seule coquetterie qui soit recommandable.

La propreté est également moralisatrice. Montesquieu a dit que la propreté était l'image de la netteté de l'âme : mais la netteté de l'âme doit être revêtue de la propreté du corps. J'ai lu quelque part que, au dire de Franklin, la mauvaise humeur était la malpropreté de l'âme ; ne peut-on pas ajouter que la mauvaise humeur est souvent le reflet de l'impureté de l'âme, comme la gaieté est le reflet de sa pureté.

Au demeurant, la propreté physique et la propreté morale sont unies par des liens étroits et se prêtent un mutuel appui. Sans la propreté, à la fois physique et morale, il n'est pas de beauté parfaite : la beauté ne doit avoir aucune souillure, aucune tache qui en altère la netteté. La beauté doit être immaculée.

***

Au moment de parler de la propreté morale, plus importante encore que la propreté corporelle, je suis pris d'un scrupule : ne suis-je pas indiscret en m'aventurant sur un domaine qui appartient à d'autres et où ma compétence est insuffisante ? Je m'en excuse ; je prendrai pourtant la liberté de dire tout simplement ce que je pense.

La propreté est une qualité nécessaire à toutes les manifestations de l'intelligence et de la volonté. Qu'il s'agisse d'une œuvre littéraire ou d'une œuvre d'art, qu'il s'agisse d'un acte quelconque librement consenti, aucun geste n'est valable qu'à la condition d'être propre, de n'avoir aucune impureté qui le déshonore.

La littérature est propre et saine, quand la forme est correcte et surtout quand le fond est moral. On ne tolèrerait pas, dans une œuvre littéraire, une faute d'orthographe ou de grammaire, qui serait comme une souillure faisant tache ; plus fâcheuse encore est l'œuvre qui, sous des dehors plus ou moins attrayants, recèle des idées immorales : est-il rien de plus malpropre et de plus malsain ?

Littré définit la littérature malsaine « celle qui présente des exemples qui ne sont pas à imiter » : on applique spécialement, ajoute-t-il, cette dénomination à la littérature dramatique qui roule sur l'adultère et le concubinage. Pourtant que d'ouvrages contemporains, romans ou pièces de théâtre, n'ont pas d'autre objet ; combien en est-il, parmi ceux qui seraient par ailleurs estimables, qui sont salis par quelque passage scabreux ou franchement immoral ! C'est le genre réaliste, dit-on : la nature humaine a ses imperfections, ses vices même qu'il faut mettre en lumière à côté de ses mérites et de ses vertus, si on veut être dans la vérité. Cette proposition est peut-être soutenable, mais il est au moins permis de souhaiter que la laideur et la saleté ne soient pas rendues sympathiques au lecteur ou au spectateur, qui courrait le risque d'y prendre goût, en raison même du talent qu'on déploie à les exposer. Quand ils ne sont que des accessoires, des entrefilets obscènes souillent les plus belles œuvres, comme des microbes parasites infecteraient le corps le plus sain. Trop souvent d'élégantes grossièretés, destinées à émoustiller les cerveaux blasés, s'insinuent dans des livres dont l'ensemble est châtié ; il s'est ainsi formé une école de scandale ou de « rosserie », dont le moindre défaut est le mauvais goût. En fait, on n'est pas en sécurité avec la littérature contemporaine, et il serait aisé, parmi les meilleurs auteurs, d'en citer dont les œuvres seraient parfaites, sans quelques hors-d'œuvre pimentés dont la saveur dissimule mal un fond de corruption.

Dans les conversations du monde (en est-il beaucoup d'intéressantes ou d'agréables, dans lesquelles on parle d'autre chose que de banalités, des cancans de la vie théâtrale ou sportive, des toilettes à la mode, des menus faits sensationnels de l'actualité journalière), plus encore dans quelques-unes de nos assemblées délibérantes, il y a un certain genre de snobisme qui consiste à employer des expressions grossières, parfois même ordurières, qui soulèvent à peine un mouvement de répulsion de la part de quelques délicats, mais qui ne manquent pas de provoquer chez les autres un gros rire et un certain mépris gouailleur à l'adresse des puritains.

Plus nécessaire encore est la propreté dans les actes de la vie. Ici les qualités qui distinguent la propreté morale s'appellent droiture, loyauté, générosité, indépendance, précieux attributs des caractères vraiment nobles et précieux ornements des âmes pures ; elles résident dans la conscience, inviolable asile où les passions ne peuvent les atteindre. Une conscience droite et ferme est un rempart puissant contre les plus violents assauts.

Malheureusement, il faut l'avouer, si la propreté corporelle a, comme nous l'avons vu, progressé de nos jours dans un sens favorable, il ne semble pas qu'il en soit de même pour la propreté morale. A en juger par tous les procédés suspects, abus des recommandations et des protections, dénis de justice, tricheries, hypocrisie dont on est témoin, il apparaît que la moralité générale a fléchi. Désormais, pour réussir, il faut compter sur le savoir-faire plus que sur le savoir ; les règles de moralité professionnelle, transmises par nos anciens, tombent en désuétude dans toutes les carrières, ou du moins elles reçoivent de fâcheux accrocs. Sans parler des bassesses, voire des infamies anonymes commises par des sociétés secrètes, par celle si honteusement florissante de la franc-maçonnerie, dont les adeptes ont pour principal objectif de se faire la courte échelle et de tout accaparer ; que de gens sans scrupules ou à conscience bancale qui rappellent certain personnage d'A. de Musset :

On l'avait surnommé le Strambe,
Ce qui veut dire proprement
Que, sans boiter précisément,
Il louchait un peu d'une jambe.

Que d'intrigants, que de mendiants de distinctions et de faveurs, que de parasites qui, comme on dit, se ruent sur « l'assiette au beurre » et vivent aux frais de la « Princesse », que d'ambitieux qui ne reculent devant aucune bassesse pour parvenir à leurs fins, que de faux bonshommes qui se donnent toutes les joies, même celle de payer leurs dettes ou de faire la charité, avec la bourse des autres !

De ces vilenies, disons le mot, de ces saletés, on a peine à se défendre ; elles sont si répandues qu'à chaque pas on est exposé à en subir le contact : c'est une fausse monnaie qui circule de main en main, c'est une vermine contagieuse qui menace de souiller les âmes les plus saines. Pour les écarter, il ne faudrait pas moins que l'équivalent d'un lavage vigoureux et d'un antiseptique puissant.

Où sont les remèdes efficaces à opposer à ces impuretés morales ? J'en vois deux : l'éducation et la religion.

L'éducation doit s'appliquer à maintenir la conscience en bon état de propreté, à développer en elle toutes les qualités qui peuvent l'élever, à écarter d'elle toutes les souillures qui pourraient l'atteindre. Elle doit donner à l'enfant, dès l'âge le plus tendre, des habitudes de pureté et de simplicité, plus tard lui inspirer le sentiment de l'obéissance au devoir, celui de l'honneur, du respect de soi-même, de l'amour de la famille et de la patrie, en un mot développer en lui le goût du vrai, du bien et du beau.

Une conscience nette et pure est une excellente digue contre ce qui risque d'altérer la propreté morale : d'elle-même elle se révolte et se soulève contre toutes les impuretés qui viendraient la salir. L'égoïsme, la déloyauté, la jalousie, l'infidélité, que sais-je, toutes les bassesses, qui trop souvent sont les mobiles des arrivistes et des jouisseurs, et qui sont les préludes de plus graves turpitudes, toutes ces malpropretés salissent l'âme. En face d'elles, une conscience pure se sent mal à l'aise, elle s'en écarte ou s'en lave avec un soin pieux, comme de microbes malfaisants ; elle les combat avec ardeur : la lutte demande parfois de grands efforts, mais le succès réserve de précieuses satisfactions dans le bien-être que donne le sentiment de l'intégrité morale.

La voix d'une bonne conscience peut être écoutée ; elle ne trompe pas.

Dans ses remarquables études sur la civilisation américaine (*Au pays de la vie intense*), l'abbé Félix Klein a exposé le programme de l'éducation dans les écoles primaires de New-York : à côté de l'instruction proprement dite, on enseigne aux enfants sur le même pied la morale et le civisme, tout ce qui touche à la formation de l'homme et du citoyen, depuis les soins de la propreté corporelle jusqu'aux devoirs de la solidarité sociale et aux fondements de la vie supérieure, respect de tout ce qui est bien et beau, amour de la famille et du pays, patriotisme, sentiment du devoir, de la dignité personnelle et de l'honneur, bienfaits de la coopération et du désintéressement, culte de l'idéal.

Voilà, certes, un très bon programme applicable à tout âge, en tous temps et en tous lieux, qu'il conviendrait sans doute mieux d'afficher dans nos écoles publiques que la Déclaration des droits de l'homme et du citoyen. Des droits, je n'ai rien à dire, parce que j'estime qu'il convient d'enseigner d'abord les devoirs, dont on ne parle pas assez de nos jours et que trop souvent on traite en importuns ; parce que j'estime aussi que les droits sont habituellement des conséquences des devoirs des hommes les uns envers les autres, ou, si l'on aime mieux, que devoirs et droits sont solidaires. Quoi qu'il en soit, il sera assez tôt de parler des droits, plus tard, quand les devoirs seront solidement établis et acceptés comme la base inébranlable de toute morale pratique.

Il faut s'efforcer d'épurer les consciences ; il semble, en notre temps, urgent de le faire et d'y consacrer un effort vigoureux. Il faut s'unir pour cette œuvre d'assainissement : Dieu merci, les honnêtes gens ne manquent pas, ni les bonnes volontés, malgré certaines torpeurs qu'il faudrait secouer. Il faut enfin avoir, dans le résultat, la confiance qui est le meilleur stimulant des efforts.

La religion a qualité pour formuler avec autorité des commandements moraux qui doivent être obéis. L'Église a mission de les répandre et de les faire accepter comme expressions de la loi divine ; elle sait les faire aimer en les rattachant à l'amour de Dieu.

L'évangile et le catéchisme sont d'excellents codes de morale, applicables à tous. Le code civil ou le code pénal et les règlements de police, très respectables d'ailleurs, utiles aussi peut-être pour réprimer les crimes et les délits, sont notoirement insuffisants pour assainir les consciences, car les sept péchés capitaux passeraient aisément par les mailles de leurs filets ; il faut ici d'autres armes : l'éducation en fournit de bonnes, la religion en offre de meilleures encore. La crainte, disons mieux, l'amour de Dieu est le commencement de la sagesse.

J'ai rappelé, tout à l'heure, un très recommandable programme de morale pratique, en vigueur dans la nation américaine ; combien plus haut encore et plus efficace est l'enseignement de l'Église pour l'éducation de l'âme, en vue de la diriger vers la perfection, de l'embellir et de la fortifier, de la rendre nette et digne de Dieu à qui elle doit aspirer. Je ne me permettrais pas de résumer cet enseignement, dont les livres sacrés sont l'expression. Qui n'a, d'ailleurs, présentes à l'esprit quelques-unes des formules saisissantes où ces livres exaltent la pureté de l'âme et la joie d'une bonne conscience? Déjà David, dans un de ses plus beaux psaumes, demandait à Dieu un cœur propre et un esprit droit : *Cor mundum crea in me, Deus, et spiritum rectum innova in visceribus meis.* — Heureux, dit l'évangile, ceux qui ont le cœur pur, car ils verront Dieu. — Et les apôtres, et saint Paul, et les Pères de l'Église, dont la doctrine est condensée dans *l'Imitation de Jésus-Christ,* ce code aussi puissant qu'aimable de la morale chrétienne : « Heureuse l'âme qui écoute le Seigneur quand il lui parle intérieurement, et qui reçoit de sa propre bouche des paroles de consolation... La simplicité et la pureté sont les deux ailes avec lesquelles l'homme s'élève au-dessus des choses de la terre... Le témoignage d'une bonne conscience fait la gloire de l'homme de bien... Celui de qui la conscience sera nette n'aura pas de peine à être content et en paix... La pureté du cœur produit les fruits d'une bonne vie... L'homme ne voit que le visage, mais Dieu voit le cœur ; l'homme considère les actions, et Dieu ne regarde que les intentions... Plus l'œil de l'intention est pur, plus on a de fermeté et de constance dans les divers orages qui s'élèvent... Qui est-ce qui me donnera les ailes de la colombe, afin que je vole jusqu'au lieu de mon repos. »

Je m'arrête, n'étant pas qualifié pour prendre une part, si petite soit-elle, à ce haut enseignement, qui est réservé à de plus dignes et dont je dois me borner à tâcher, comme les autres, de tirer mon profit.

Nous avons pu, en nous plaçant aux divers points de vue de l'hygiène, de la prophylaxie, de l'esthétique et de la morale, apprécier les avantages et les bienfaits de la propreté.

Pour entretenir la santé du corps, la propreté est indispensable : elle débarrasse la peau de tous les déchets et de toutes les souillures qui se déposent à sa surface et elle entretient l'exercice régulier de ses fonctions ; de plus, en rendant l'enveloppe extérieure du corps nette et intacte, elle contribue à lui donner la beauté.

L'avantage prophylactique de la propreté n'est pas moindre : que de maladies nous pourrions éviter, si nous voulions nous laver de toutes les impuretés qui se forment sur notre corps ou de celles qui nous viennent du dehors, contenant des germes de maladie, hôtes parasites capables de triompher de notre résistance vitale.

Enfin, la propreté morale est un de nos premiers devoirs. Une discipline sévère, loyalement acceptée, inscrite dans une conscience droite, est un excellent guide dans la conduite de la vie ; elle rend la nature humaine réfractaire aux vices qui la sollicitent et aide à son perfectionnement.

Tant au physique qu'au moral, la propreté est source de bien et de beau ; il faut la cultiver avec conviction, avec amour.

ÉPILOGUE

LA VIE ORDONNÉE

LA VIE ORDONNÉE

La santé est le prix et la récompense de vertus « hygiéniques », qui ont pour effet d'assurer le bon entretien des organes et le bon exercice des fonctions. Entre toutes celles dont l'hygiène proclame les avantages pour le perfectionnement de la santé, quelques-unes, comme la sobriété, la laboriosité, la chasteté et la propreté occupent un rang éminent : la sobriété, qui commande de fournir à l'organisme l'aliment et la boisson nécessaires à sa subsistance, mais qui enjoint d'éviter tout excès ; la laboriosité, qui trouve dans l'activité corporelle ou intellectuelle, dans le travail sous toutes ses formes, le meilleur moyen de se maintenir en bon état et d'être utile à soi-même et aux autres ; la chasteté, qui assure la conservation de l'espèce et met un frein aux entraînements de la passion ; la propreté, qui donne au corps et à l'âme la pureté et la beauté, et qui en écarte toute souillure.

A côté de ces vertus, vraiment cardinales au point de

vue de l'hygiène, combien d'autres, la modération, la justice, la prudence, la bonté, la gaieté même dont on a pu dire qu'elle était à la fois « fille et mère de la santé », toutes les vertus, faudrait-il ajouter, sont salutaires au corps et à l'âme, y entretiennent le bien-être et la paix ; au vrai, toutes sont hygiéniques, et on ne comprendrait pas qu'il en fût autrement ; car peut-on admettre que des qualités, qui toutes ont pour effet quelque bien, puissent n'être pas favorables à la santé ?

Mais, suivant la maxime de La Rochefoucauld, « ce n'est pas assez d'avoir de grandes qualités, il faut en avoir l'économie ». Maxime excellente, qui mérite d'être méditée et appliquée à la pratique de la vie : si on veut bien vivre, c'est-à-dire sauvegarder sa santé et avoir une existence utile, il ne suffit pas d'observer les vertus hygiéniques, il faut les pratiquer avec discernement, suivant une certaine discipline qui leur donne toute leur valeur.

La conduite de la vie, suivant les principes établis par la science et par l'expérience, demande une adhésion complète aux règles que l'hygiène impose. Celui qui a la ferme intention de vivre hygiéniquement doit se conformer à ces règles et y soumettre ses goûts et ses préférences ; en s'y appliquant avec persévérance, il ne tardera pas beaucoup à en acquérir l'habitude, c'est-à-dire à les pratiquer sans effort, par une sorte d'instinct acquis. Si des circonstances accidentelles viennent parfois troubler l'ordonnance habituelle, il est toujours possible, avec de la bonne volonté, de rentrer bientôt dans l'ordre et de s'y maintenir, en dépit des difficultés et des obstacles, en tout cas de se garder à tout prix d'errements qui, par leur persistance, pourraient compromettre la santé.

***

Chaque âge a ses besoins, ses qualités, ses aptitudes; dans l'évolution naturelle de la vie, l'organisme subit des changements qui se succèdent durant tout le cours de l'existence et qui comportent des manières de vivre très différentes. L'hygiène doit conformer ses directions à ces diverses manières d'être, et ses préceptes doivent s'adapter aux conditions si particulières de l'enfance, de l'adolescence, de l'âge mûr et de la vieillesse.

L'art d'élever les enfants, j'entends les petits enfants d'abord, la *puériculture* (la chose est presque aussi récente que le mot) a fait de nos jours de très sensibles progrès, et déjà elle a sauvé de nombreuses existences dans les premiers mois de la vie, tout y est réglé suivant les principes acquis par l'hygiène, tant en ce qui concerne les soins si délicats à donner aux nouveau-nés qu'en ce qui regarde l'alimentation, le vêtement, les mesures de propreté. Grâce aux enseignements donnés aux jeune mères et qu'on cherche à répandre partout, on peut espé rer voir bientôt disparaître les funestes usages et le absurdes préjugés qui faisaient naguère tant de victime chez les enfants du premier âge.

Dans les premiers mois de la vie, c'est l'apparei digestif qui a le principal rôle et qui doit assurer le déve loppement rapide de l'organisme. Le système nerveux n tarde pas à entrer en activité, et c'est merveille de voi que, dès l'âge de deux ans, le petit enfant a appris à comprendre la parole et à parler lui-même. Dès l'éclosion de l'intelligence et de la raison, l'éducation intellectuelle et morale va commencer et marcher de front avec l'éducation corporelle : la pédagogie rivalise alors avec la puériculture dans la recherche des meilleures méthodes. Jusqu'à la fin de l'adolescence, les deux éducations vont de pair, cherchant à assurer à l'esprit et au corps tout le perfectionnement dont ils sont capables.

Pendant longtemps, chez nous, l'instruction intellectuelle a absorbé de façon abusive toute l'activité de la jeunesse, et il y a trente ou quarante ans encore, mon maître Noël Gueneau de Mussy insistait sur les défauts de notre éducation scolaire qui ne faisait pas une part suffisante au développement physique : « les enfants, disait-il, restent enfermés immobiles pendant douze ou quatorze heures chaque jour et, pendant les récréations, la plupart ne jouent pas, ils se promènent en causant. De là résulte un exercice immodéré et excessif des facultés intellectuelles et par conséquent du système nerveux central. Tandis que le système nerveux périphérique, qui devrait lui servir de pondérateur, demeure inactif, le cerveau est toujours tenu dans un état de surexcitation et comme d'éréthisme. Cette condition, si funeste à la santé, n'a pas moins d'inconvénients dans l'odre moral... Les Grecs, ajoute-t-il plus loin, commençaient par le gymnase, et ils ne cultivaient l'esprit que quand ils avaient assuré le développement du corps : cette éducation a produit des hommes qui valaient bien les nôtres ! Platon insiste en plus d'un endroit sur la nécessité d'établir un rapport harmonique entre le développement du corps et celui de l'esprit ; aussi recommandait-il aux athlètes d'étudier la philosophie, et aux philosophes il recommandait la gymnastique. Socrate, son maître, malgré son austère gravité, se livrait à l'exercice de la danse, pour maintenir cet équilibre qu'il croyait aussi utile à la santé de l'esprit qu'à la santé du corps. »

Aujourd'hui, les exercices physiques ont repris grande faveur, et, en dehors des périodes d'examens et de concours, durant lesquelles les jeunes gens se livrent souvent à de véritables débauches de travail intellectuel, la répartition des exercices de l'esprit et de ceux du corps se trouve en général assez bien ménagée, et, pour les jeux de sport en particulier, il y a sans doute moins à les recommander qu'à les réglementer.

D'autre part, dans les établissements scolaires, tout ce qui intéresse la santé des enfants ou des jeunes gens, la nourriture, les soins de propreté, aussi bien que la durée du temps consacré au travail ou au repos, les exercices physiques et les récréations, tout cela est soumis à une règle sagement établie dont il y aurait grand avantage à maintenir la pratique dans tout le cours de la vie.

Mais pareille discipline est bien difficile à réaliser dans la famille : trop souvent des circonstances se présentent, qui détournent de la règle, et il est à craindre que, dès son émancipation, l'adolescent prélude aux irrégularités auxquelles il n'aura que trop d'occasions d'être entraîné plus tard.

Il serait assurément très salutaire à la santé de conserver toujours les habitudes de vie disciplinée déjà contractées ; mais la tentation est forte de secouer le joug des contraintes de la jeunesse, et trop souvent avec l'indépendance arrive l'abandon des règles imposées par l'éducation. Le danger n'en est pas moins redoutable, pour n'être pas d'abord très visible : pendant la plus longue période de la vie et jusqu'à la vieillesse, l'économie jouit d'une élasticité qui lui permet, en apparence, de s'accommoder de pratiques foncièrement nuisibles à la santé, de s'y adapter même dans une certaine mesure : les écarts de régime, les veillées trop prolongées, les irrégularités ou les négligences de toutes sortes n'amènent au début que des troubles légers qu'un simple retour aux conditions normales suffit à dissiper. Cependant, à mesure que ces fautes contre l'hygiène se renouvellent, la résistance vitale diminue, les désordres qui en sont la conséquence se manifestent, et c'est dans la répétition des mêmes conditions antihygiéniques que s'élaborent des délabrements profonds de la santé, des maladies chroniques dont nous sommes nous-mêmes les auteurs responsables. Voilà la véritable cause de ces désordres constitutionnels qui accompagnent l'individu dans tout le cours de son existence, notamment de cet arthritisme qui est si répandu de nos jours, qui se transmet de génération en génération, et qui surtout s'entretient et se développe par l'abus de la bonne chère et par l'insuffisance d'exercice physique.

C'est, au contraire, dans une existence bien ordonnée, où les conditions nécessaires à la vie sont régulièrement observées, où le régime alimentaire est bien établi, où une part convenable est réservée au travail et à toutes les activités, que réside la garantie d'une bonne santé, pouvant donner à chacun la sensation de bien-être qui est si précieuse et lui permettre de faire œuvre utile dans la mesure dont il est capable.

C'est de plus dans l'entraînement corporel, intellecuel et moral que réside la condition du progrès pour l'individu et pour la société : il suffit de se rappeler les bienfaits de l'éducation pour être convaincu que, dans l'ordre physique, un exercice activement entretenu a le pouvoir d'augmenter les capacités fonctionnelles ; que de même, dans l'ordre intellectuel, une activité soutenue développe les facultés supérieures : un esprit attentif et appliqué a une puissance de pénétration qui lui rend accessibles les questions les plus ardues et élargit le cercle des connaissances qu'il peut atteindre.

Avec la vieillesse arrive le déclin de toutes les facultés : la nutrition devenant moins active, il en résulte pour les organes une altération de leur constitution et une déchéance parallèle de leur vitalité. Les organes ne subissent pas tous au même degré cette atteinte et c'est successivement qu'ils s'amoindrissent et perdent leur puissance ; on pourrait presque dire qu'une mort partielle précède et annonce la mort totale.

Force est bien d'accepter l'inévitable vieillesse et de subir ses « outrages » ; cependant l'hygiène intervient encore ici pour conseiller de maintenir le plus longtemps possible les activités de l'âge mur, et de ne changer les habitudes contractées de longue date et auxquelles on doit une bonne santé, que lorsqu'on y est contraint par l'impossibilité d'y rester fidèle. Entretenir la vie par l'activité des fonctions, aucun moyen n'est plus efficace pour se préserver d'infirmités qui souvent sont plus imputables à l'inaction qu'aux progrès de l'âge, et pour acquérir des chances de longévité. Il convient seulement de ralentir l'allure et d'observer en tout la mesure et le calme.

A tout âge, il faut vouloir vivre hygiéniquement : le vouloir amènera le pouvoir, l'effort et la discipline sont les moyens d'y parvenir.

*
* *

Dans la vie ordonnée, chaque chose doit avoir sa place, son temps, sa manière ; chacune doit arriver à son rang, au moment voulu, occuper le temps nécessaire, être accomplie dans les conditions les plus favorables à une bonne exécution. On doit y consacrer toute son attention, écarter les distractions, ce qui est parfois malaisé, car les soucis, les préoccupations, les pensées sur tout ce qui nous intéresse viennent souvent se jeter à la traverse ; cependant, par une application voulue, on arrive à fixer l'attention à ce qu'on fait, de même que, par un effort volontaire, on obtient d'un muscle qu'il s'adapte à l'acte qu'il doit exécuter.

Le règlement de la vie hygiénique doit embrasser « nos deux pièces principales », le corps et l'âme, et répondre à tous leurs besoins. Chacune de nos journées comporte une part consacrée à la vie matérielle, une autre part consacrée à la vie spirituelle. Ces deux parts n'occupent assurément pas une place égale dans les différentes conditions où chacun de nous est placé ; mais si nous voulons assurer le bon équilibre de notre être tout entier, il est indispensable de ne pas laisser le corps ou l'esprit absorber toute notre activité, d'attribuer à l'un et à l'autre la part qui lui est indispensable pour se maintenir en bon état.

La bonne ordonnance de la vie doit être un de nos principaux soucis. Il serait avantageux de consacrer tous les matins quelques instants à régler l'emploi de la journée, pour réserver à chaque occupation un temps convenable, faire la part du travail, celle du repos et celle des plaisirs, préparer la marche qu'on devra suivre dans les circonstances graves dont on prévoit l'éventualité, de façon à n'être pas pris à l'improviste, en un mot d'éclairer sa route pour pouvoir y marcher avec assurance. Toutes les fois qu'il y a une importante détermination à prendre, s'agit-il du choix d'une carrière, d'une nouvelle entreprise, d'un changement à apporter dans l'existence habituelle, il est nécessaire de s'y arrêter longuement, d'envisager la question sous toutes ses faces, d'en apprécier les avantages et les inconvénients ; c'est seulement alors qu'on peut fixer son jugement et suivre résolument la voie qu'on a décidé d'adopter.

On pourrait appliquer à chacun et dans toutes les situations sociales ces directions qu'un auteur moderne vient d'exposer avec talent en vue de la vie intérieure : « Le véritable homme d'action, dit-il, est celui qui agit en pleine connaissance de cause et dont on peut dire ce que Mignet écrivit du cardinal de Richelieu : « Il eut l'intention des grandes choses qu'il fit ». Celui-là prend son temps, examine, pèse, scrute avant de former sa décision, qu'il tiendra ensuite pour irrévocable... Tout homme a des besoins, des devoirs, des désirs, des plaisirs » qu'il s'agit d'ordonner ; ceux qui savent bien « organiser leurs journées ont du temps pour tout parce qu'ils ne perdent pas ce temps en inutilités et en retards..., qu'ils ont prévu et pensé, déterminé ce qui était pour eux nécessaire, ou important, ou agréable » (de Fleuriau, *L'activité réfléchie*).

Quand la ligne de conduite générale est bien déterminée, il faut apporter à chacun des actes qui la composent l'effort et l'application convenables, suivant son importance, n'en accomplir aucun à la diable, comme pour s'en débarrasser, observer en tout la mesure, et avoir la persévérance qui ne se lasse pas dans la poursuite de la tâche à remplir.

Enfin, il est bon, quand la journée est finie, d'en reprendre par la pensée les différentes phases, de les juger devant sa conscience, en toute sincérité ; et, comme un commerçant prudent fait à époques régulières l'inventaire de ses opérations commerciales, seul moyen d'apprécier l'état de ses affaires ; de même et dans toute situation, il convient d'établir de temps à autre le bilan de ses intérêts matériels et de ses intérêts moraux : aucune pratique n'est plus favorable au perfectionnement.

L'activité, soit corporelle, soit spirituelle, est une qualité vitale par excellence ; car le travail est source d'énergie. Nous devons donc chercher à la développer en nous, mais seulement dans la limite de nos forces ; il est parfois utile de la contenir et de ne pas la laisser s'emporter sans mesure et sans frein : « Qui veut voyager loin ménage sa monture », dit un proverbe, qui ne manque pas d'opportunité en ce temps d'activité trépidante où tant de gens sont si pressés de vivre qu'ils semblent vouloir devancer toujours les événements ; un peu de calme ne laisserait pas d'avoir quelque avantage et contribuerait à donner à beaucoup d'œuvres la maturité qui leur manque. Assurément l'ardeur au travail mérite d'être encouragée, mais ce n'est pas l'éteindre que d'en modérer les élans ; c'est le moyen d'en assurer la durée.

Le travail n'est vraiment salutaire et productif que s'il est régulier et discipliné, chaque jour apportant sa contribution à l'œuvre utile, et ménageant le temps réservé à toutes les nécessités de la vie.

Les œuvres de longue haleine demandent de la patience et de la persévérance : elles approchent d'autant mieux de la perfection qu'elles ont été accomplies avec plus de calme et plus de continuité dans l'effort. Il ne suffit pas d'être laborieux ; il faut l'être avec mesure et avec ordre.

L'ordre est une vertu fondamentale qu'il faut chercher à appliquer à toutes les choses et à tous les actes de la vie.

Et d'abord l'ordre dans la maison en est la manifestation extérieure la plus recommandable ; une maison bien tenue, bien rangée, où chaque chose est à sa place, est plaisante à la vue et elle fleure bon, parce qu'on sent qu'une sage direction a tout disposé et maintient tout dans la règle et dans l'harmonie. Une minutieuse propreté est en quelque sorte l'accompagnement forcé et l'ornement. Rien n'est, plus que l'ordre, favorable à l'économie du temps : chaque objet étant toujours rangé à la place voulue, on ne perd pas une minute à chercher ce dont on a besoin. Où règnent l'ordre et la propreté s'épanouissent aisément la paix et la joie.

L'ordre dans les actes consacre le meilleur emploi de la vie. Il faut sérier les occupations selon leur importance : commencer par celles qui sont nécessaires et indispensables, réserver pour la fin celles qui sont accessoires et qui, à la rigueur, pourraient être ajournées ; on est ainsi en mesure de faire face aux éventualités accidentelles qui trop souvent viennent se mettre à la traverse de l'ordre établi. Il ne faut pas, comme on est quelquefois tenté de le faire, commencer par les occupations qui plaisent et remettre au dernier moment celles qui ennuient, car celles-ci, on serait fréquemment exposé à ne les pas accomplir ou à les accomplir mal, même si elles sont de première nécessité.

Il vaut mieux ne faire qu'une chose à la fois, on est mieux assuré de la bien faire. César et Napoléon dictaient, dit-on, plusieurs lettres en même temps ; c'est affaire à eux, mais pour tous ceux qui ne sont ni César, ni Napoléon, il est plus sage de ne faire qu'une chose et d'y appliquer toute son attention.

En tout ce qu'on fait, il est bon de viser à atteindre la perfection ; si l'on n'y peut parvenir, on aura du moins « l'honneur de l'avoir entrepris », on s'en approchera par degrés : dans cet effort réside la promesse du progrès auquel il faut aspirer et qu'il faut poursuivre avec persévérance en toute chose et toujours.

Il ne faut pas cependant négliger le repos, non plus que les délassements et les plaisirs : tous sont utiles et même nécessaires, ils sont dans la place de la nature, ils favorisent le travail en permettant la réparation des forces et le plein essor de toutes les activités personnelles.

La régularité et l'exactitude s'unissent d'elles-mêmes à l'ordre : ces différentes qualités sont d'ordinaire associées, et elles sont aisées à pratiquer, quand la vie journalière est bien ordonnée dans toutes ses exigences. N'est-il pas d'observation continuelle que ce sont les personnes les plus occupées qui sont le mieux ménagères de leur temps, le plus exactes et le plus régulières dans l'accomplissement des devoirs de l'existence courante, et aussi le mieux aptes à faire face aux circonstances accidentelles qui parfois viennent entraver les occupations habituelles.

Dans tous les actes de la vie, et aussi bien dans le repos, dans les distractions ou dans les plaisirs que dans les œuvres sérieuses, partout il convient d'apporter la modération qui maintient tous les actes dans la mesure convenable, qui en règle les mobiles et qui préserve les excès ou même des écarts qui en fausseraient les résultats.

Les sentiments et les pensées doivent aussi, et par-dessus tout se conformer à l'ordre établi par la raison, et s'y maintenir dans les limites de la sagesse, du bon sens et de l'ensemble des qualités qui font que la conscience est satisfaite et que l'âme est en paix.

La modestie doit s'ajouter à ces qualités estimables. Le vrai sage est modeste, parce qu'il apprécie ses qualités bonnes ou mauvaises, à leur valeur, et qu'il pèse équitablement, avec la même balance, ses vertus et ses défauts. De même le vrai savant juge avec justice ce qu'il sait et ce qu'il ignore ; il est modeste parce qu'il reconnaît que ce qu'il ignore l'emporte sur ce qu'il sait et qu'il a de plus en plus à apprendre à mesure qu'il avance dans la recherche de la vérité.

Une obéissance simple et calme aux exigences de la vie ordonnée permet, sans efforts excessifs et mieux qu'une ardeur passionnée, de donner au travail toute sa puissance, suivant les forces et les aptitudes dont on dispose et d'en obtenir le meilleur rendement. Grâce à cette soumission volontaire, le travail devient progressivement une habitude ; il s'accomplit avec aisance et c'est alors qu'il acquiert toutes les perfections qu'on en peut attendre ou du moins qu'il s'en approche.

*
* *

Au-dessus de ces préceptes applicables à la vie matérielle et à la vie intellectuelle, il faut réserver une place privilégiée à ceux qui concernent la vie morale : il est plus nécessaire de soigner son âme que de soigner son corps, de rehausser la valeur de son âme que de fortifier la vigueur de son corps. La loi religieuse et la conscience sont ici d'excellents guides, auxquels il suffit de se conformer pour être assuré d'observer l'ordre et de perfectionner la santé morale ; il faut leur obéir, non seulement dans toutes les circonstances importantes de la vie, mais même chaque jour dans la conduite de la vie ordinaire. Oserai-je dire qu'il est bon de faire régulièrement la toilette de son âme comme on fait celle du corps ? Vivre devant Dieu et devant sa conscience, écouter docilement leurs directions, s'incliner devant leurs jugements, est-il meilleur moyen de sauvegarder sa santé morale et de trouver la paix ?

On doit cultiver son âme avec un soin pieux, s'appliquer à épurer sa conscience, aspirer au progrès moral et y consacrer de persévérants efforts. Cependant, même dans la pratique de la religion et dans la poursuite du perfectionnement spirituel, il faut se garder d'un excès de zèle et d'une ardeur démesurée ; Bossuet lui-même a expressément recommandé cette modération : « Que de choses à retrancher en toi, chrétien !... Il faut retrancher le bois superflu, cette fécondité de mauvais désirs, cette force qui pousse trop et se perdrait elle-même en se dissipant. Tu crois qu'il faut toujours agir... Non; il faut ôter non seulement les mauvais désirs, mais ôter le trop qui se trouve souvent dans les bons, le trop agir, l'excessive activité qui se détruit et se consume elle-même, qui épuise les forces de l'âme, qui la remplit d'elle-même et la rend superbe. »

Une excellente ligne de conduite peut se résumer en un court précepte : « Faire bien ce qu'on fait », c'est-à-dire aller droit son chemin en toute simplicité, accueillant avec joie les plaisirs, subissant sans défaillance les peines, travaillant toujours à son progrès personnel, et s'efforçant de mériter, au terme de la vie, la récompense promise aux justes dans la possession de Dieu qui est, suivant l'enseignement religieux, le but et le prix de la bonne vie morale.

*
* *

Outre les règles de vie communes à tous, il y en a encore de particulières à chacun, suivant sa santé, suivant ses aptitudes, suivant sa profession.

Chaque santé a des exigences qu'il faut respecter et dont il faut tenir compte dans l'ordonnance de la vie. Puisqu'il y a des forts et des faibles, des valides et des impotents, des capables et des insuffisants, il faut que, pour chacun, la vie soit ordonnée d'après ses possibilités, ordonnée conformément aux indications qui résultent d'une appréciation impartiale des qualités et des défauts individuels; tâche délicate et difficile, où le jugement dicté par la sagesse a à se défendre contre les suggestions de l'ambition, des goûts ou des caprices qui tirent de leur côté.

Chacun a ses aptitudes propres ; bien rares sont ceux qui sont assez bien doués pour être assurés de réussir, quelle que soit la voie où le sort les engage. Chez presque tous, les aptitudes sont bornées et particulières ; il faut tâcher de les connaître par soi-même ou par les autres avant de s'engager dans une carrière, sous peine de faire fausse route : tel qui ferait un excellent architecte serait un déplorable musicien ; les qualités nécessaires au médecin sont différentes de celles qui conviennent à l'avocat, et ainsi chaque profession demande des qualités spéciales. Il faut même continuer à s'éprouver une fois qu'on est engagé dans la voie qu'on a choisie, afin de s'appliquer à développer les qualités utiles et à réformer les défauts nuisibles qu'on reconnaît en soi, et à tendre ainsi au perfectionnement qu'on doit toujours poursuivre ; tâche plus difficile encore que la précédente où les illusions sont aisées et les déboires fréquents.

Combien il serait utile de peser ces conditions essentielles, avant de s'engager dans une carrière, et de s'assurer qu'on y apportera les dispositions nécessaires. Aux avis qu'il convient de prendre auprès de personnes compétentes, il serait souvent opportun de joindre ceux du médecin de famille, qui a éprouvé la santé de chacun de ses membres, et qui, par ses connaissances en hygiène professionnelle, doit savoir si tel ou tel peut, avec avantage et sans inconvénient, suivre la voie vers laquelle il se sent attiré. Avant l'accès à certaines écoles du gouvernement, il est d'usage de faire passer les candidats devant un conseil de revision qui doit faire le partage des valides et des insuffisants et n'admettre que les premiers au concours définitif; on procède de même dans les administrations et pour certains emplois. Ne serait-il pas sage, pour toute profession et pour tout métier, de se soumettre librement à une revision de ce genre; n'éviterait-on pas ainsi des fausses routes fâcheuses et n'acquerrait-on pas de bonnes chances pour l'avenir?

Il y aurait d'ailleurs, en tout temps, grand avantage à confier, beaucoup plus qu'on ne le fait, la direction de sa santé à un médecin éclairé. J'ai ouï dire qu'une habitude assez répandue en Chine consistait à s'abonner auprès d'un médecin de son choix pour l'intéresser à sa santé, la rémunération devant courir tant qu'on est bien portant, mais cessant de plein droit si on devient malade. Sans prétendre recommander cette pratique, j'en veux retenir simplement une idée, qu'elle contient peut-être, et que je crois très juste, à savoir que le médecin vous rend meilleur service en vous maintenant en bonne santé qu'en vous aidant à vous tirer de la maladie.

Quant aux devoirs d'état, dont toute profession a un code que chaque membre doit suivre avec un soin jaloux, je ne saurais mieux faire que d'en emprunter les préceptes généraux à l'admirable discours que Bourdaloue a consacré à l'État de vie et au soin de s'y perfectionner.

En quelque état que l'on soit engagé, le but à poursuivre est de s'y perfectionner. « Toute la prudence de l'homme, même en matière de salut, se réduit à deux chefs, à s'avancer dans la perfection de son état et à éviter toute autre perfection, ou contraire à celle-là, ou qui en empêche l'exercice..... Tous les états de la vie sont capables d'une certaine perfection ; mais selon la différence des conditions qui partagent le monde, il y a des perfections différentes à acquérir..... Travailler à être parfaitement ce qu'on est, ne point chercher à être ce qu'on est pas..... Avant de chercher à s'élever, s'éprouver soi-même, prêt à se condamner pour jamais à n'être rien, si l'on découvre qu'on n'a pas le fonds de suffisance nécessaire, pour être quelque chose, comme on y condamnerait un autre si on en savait autant de lui ; car Dieu veut que la droiture de notre âme aille jusque-là. » Je n'oserais rien ajouter à ces maximes empreintes d'une profonde sagesse, et vraiment capables d'arrêter les égarements de l'ambition et de tenir chacun à sa place et dans l'ordre.

* * *

Mais, dira-t-on, cette vie disciplinée, où tout est réglé et strictement ordonné, a des exigences bien sévères, et elle développe chez ceux qui la suivent une susceptibilité qui leur interdit le moindre écart, sous peine de trouble immédiat, alors qu'on peut s'habituer à vivre irrégulièrement sans paraître en éprouver grand dommage. Je n'en disconviens pas ; mais il se passe ici l'analogue de ce qui arrive pour l'usage de l'alcool : celui qui d'ordinaire est sobre ne peut en faire le plus petit excès sans être atteint d'ivresse, accident d'ailleurs passager ; celui qui fait un abus habituel de l'alcool arrive, il est vrai, à ne plus s'enivrer, mais c'est pour tomber dans les troubles autrement graves de l'alcoolisme chronique. Voyez de même ce qui advient à ceux qu'on appelle les gens du monde, qui trop souvent conduisent leur existence au rebours de l'hygiène ; ils arrivent, sans en souffrir de façon apparente, à se faire un train de vie artificiel qui leur permet de manger et de boire à toute heure et en toute quantité, de dormir le jour et de veiller la nuit, de s'enfermer dans des lieux hermétiquement clos, sans air et sans soleil, de ne faire aucun exercice ; mais il n'y a qu'à les voir à la fin de chaque saison mondaine pour apprécier l'influence que ce genre de vie a sur leur santé ; ce n'est pas trop d'une cure d'eaux, d'un voyage en montagne et d'un long séjour à la mer ou à la campagne pour les refaire à moitié et les rendre capables de recommencer le même train, jusqu'au jour où leur estomac sera définitivement délabré, leur système nerveux asthénique, et où l'arthritisme leur infligera quelqu'une de ses nombreuses misères.

L'habitude est, comme on le dit, une seconde nature ; elle est une disposition acquise par la répétition des mêmes actes, qui persiste jusqu'à devenir une manière d'être permanente. C'est là encore un exemple de cette loi d'adaptation qui fait que nos organes et nos fonctions se modifient dans le sens où ils ont été entraînés par des exercices répétés. Il en résulte que les bonnes habitudes inclinent notre nature à l'ordre et au bien, c'est-à-dire à la santé, tandis que les mauvaises habitudes inclinent notre nature au désordre et au mal, c'est-à-dire à la maladie.

Tout compte fait, la vie ordonnée est condition de

bonne santé et de longue vie. Par une sage discipline et par la pratique des vertus hygiéniques, le bien-être corporel est assuré ; l'entraînement développe, dans tous les organes et dans toutes les fonctions, outre leurs qualités propres, l'accord qui les unit dans un ensemble harmonieux.

Il n'en va pas autrement dans l'ordre intellectuel et dans l'ordre moral : là l'éducation aspire à faire la raison éclairée, le caractère droit et la conscience pure.

Partout et en tout, l'hygiène est source de progrès et de perfectionnement.

TABLE DES MATIÈRES

CHARTRES. — IMPRIMERIE DURAND, RUE FULBERT.

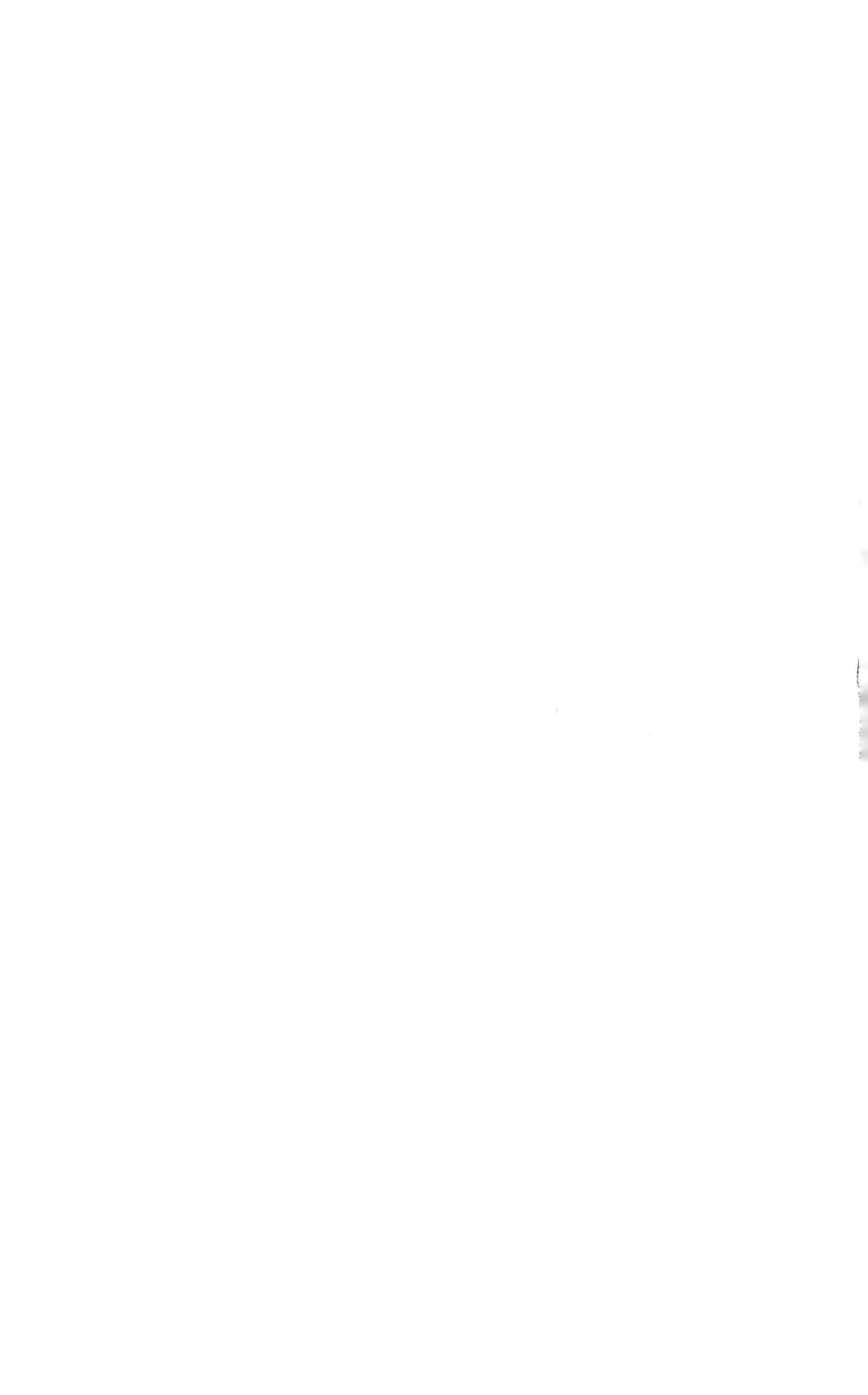

www.ingramcontent.com/pod-product-compliance
Ingram Content Group UK Ltd.
Pitfield, Milton Keynes, MK11 3LW, UK
UKHW012200240726
13966UKWH00002B/483